DE L'HYDROPISIE

DE POITRINE,

ET

DES PALPITATIONS DU COEUR.

DE L'IMPRIMERIE DE A. BELIN.

DE L'HYDROPISIE

DE POITRINE,

ET

DES PALPITATIONS DU COEUR,

PROMPTEMENT DISSIPÉES PAR LA DIGITALE POURPRÉE.

Par J. B. COMTE,

DOCTEUR en médecine, ex-Médecin des épidémies, Membre des Sociétés de Médecine, des Sciences et Arts de Grenoble, Membre résidant de la Société de Médecine de Paris, Médecin du Bureau de Charité du dixième Arrondissement.

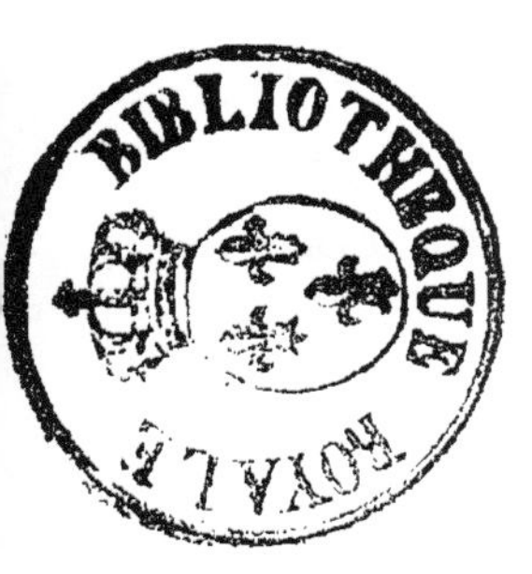

> ..... *Ea visa salus morientibus una.*
> GEORG., lib. III:
> ..... *Subitòque omnis de corpore fugit*
> *Quippè dolor.*
> ÆNEID., lib. XII.

A PARIS,

Chez CROULLEBOIS, Libraire, rue des Mathurins-Saint-Jacques, n°. 17.
Et chez L'AUTEUR, rue du Colombier, n°. 13, près la rue de Seine, faubourg Saint-Germain.

1822.

L'HYDROPISIE DE POITRINE,

ET

DES PALPITATIONS DU CŒUR.

CONSIDÉRATIONS PRÉLIMINAIRES.

LA médecine a pour objet les plus chers intérêts de la société, c'est-à-dire, la conservation de tous les êtres qui la composent : c'est donc un devoir pour les médecins de publier le résultat de leur pratique et de leur expérience, lorsqu'il peut fournir quelque nouveau moyen de contribuer à cette conservation.

Or, c'est pour payer mon tribut à la société, que je mets au jour ce travail sur les hydropisies de poitrine et sur les palpitations du cœur simulant l'anévrisme de cet organe, ainsi que sur une nouvelle manière, aussi prompte qu'efficace, de dissiper ces deux maladies, lorsqu'elles ne tiennent pas à des causes qui soient hors de la portée de toutes les ressources de l'art. Déjà quelques-unes de mes observations à ce sujet ont été publiées dans le *Recueil* ou *Journal général de la Société de médecine de Paris*, tomes 65 et 68. En les joignant ici à plusieurs autres de la même nature, que la pratique m'a également fournies, elles formeront un travail plus complet, qui tendra à accréditer davantage l'emploi d'un remède précieux contre des maladies dont les unes deviennent nécessairement mortelles, si elles ne sont pas bien traitées, et les autres toujours extrèmement pénibles, si même elles ne tendent pas à une issue funeste.

Comme j'écris principalement pour la science, par conséquent pour ceux qui la cultivent, et dont j'ambitionne les suffrages, je leur offrirai l'exposé de quelques autopsies cadavériques à l'appui de ce que j'avance sur certains phénomènes relatifs aux épanchemens dans la poitrine, et aux autres lésions graves des organes de cette cavité. Les cas de mort qui ont donné lieu à ces autopsies, ne seront pas des preuves de non-réussite de la digitale, puisque, de tous les malades dont les corps ont été ouverts, un seul avait commencé à en faire usage avec succès, et que, malheureusement pour lui, il ne l'avait pas continué. Chez les autres, le désordre dans les organes était arrivé à un tel point, comme on le verra, quand j'en fus chargé, qu'il ne pouvait y avoir aucun espoir de guérison.

Depuis plusieurs années la digitale pourprée a été employée contre l'hydropisie en général ; et dans ces derniers temps, quelques médecins l'ont administrée plus particulièrement contre l'hydropisie de poitrine. Mais ces faits ne sont pas encore assez généralement répandus pour donner à cette plante toute la confiance qu'elle mérite ; puisque c'est d'après les observations que j'avais présentées à la Société de médecine de Paris sur son efficacité contre l'hydrothorax, que quelques médecins, très-instruits d'ailleurs, l'ont employée avec le même succès contre cette maladie.

Quoique plusieurs médecins de diverses contrées eussent déjà reconnu dans la digitale pourprée la propriété d'affaiblir les mouvemens de la circulation, propriété contestée et même interprétée dans un sens inverse par d'autres médecins, en plus petit nombre, à la vérité, il n'existe que très-peu d'observations sur l'emploi de cette plante contre les palpitations pénibles et opiniâtres du cœur, qu'elle dissipe plus ou moins promptement, lorsqu'elles ne dépendent point d'une lésion essentielle de cet organe ; dans ce dernier cas même, c'est-à-dire dans des anévrismes menaçans d'une terminaison prompte et funeste, elle en ralentit la marche, calme ses accidens, et prolonge plus ou moins l'existence. Les observations que j'ai déjà données, sont des premières publiées à ce sujet, et des faits très-positifs, ainsi que celles que je rapporterai encore (1).

------

(1) Dans l'article *digitale*, du *Dictionnaire des Sciences médicales*, tome 9, en date de 1814, la propriété attribuée à cette plante de ralentir les mouvemens de la circulation, d'après un assez grand nombre d'auteurs cités, lui est contestée, et on ne lui prête au contraire que celle, selon quelques autres, d'augmenter ces mouvemens. Il n'y est question que des essais qu'on en a faits avec plus ou moins de succès contre l'hydropisie, la phthisie, le catarrhe pulmonaire, le scrofule, etc. ; quoique M. Brera, professeur à l'Université de Padoue, l'eût indiquée contre les palpitations, en traitant de la sténocardie, ou angine de poitrine (*Journal général de la Société de médecine de Paris*, tome 42, 1811), et que M. Carron, d'Annecy, eût fait connaître ses observations sur l'avantage qu'il en avait obtenu pour calmer les accidens dans les anévrismes (*Même Journal*, tome 47, 1813).

Dans l'article *palpitations*, du même dictionnaire, tome 39, 1819, il n'est pas même question de la digitale comme moyen curatif, quoique MM. Brera et Carron en eussent déjà parlé, et que des observations de M. Bard, médecin de l'hospice civil de Beaune, sur les bons effets de cette plante contre les affections organiques du cœur, eussent été insérées, en 1818, dans le tome 65 du *Journal général de la Société de médecine de Paris* ; époque à laquelle j'avais adressé à cette même Société de nouveaux faits sur les succès de la digitale pourprée dans l'hydrotho-

Je ne prétends point vanter la digitale pourprée comme un remède spécifique et infaillible
dans tous les cas ; je l'ai vue échouer souvent
dans des circonstances où d'autres remèdes n'a-
vaient pas plus de succès. Ces cas sont toujours
trop fréquens, et il n'est pas donné de tout guérir.
Mais il suffit que ce remède ait réussi dans beaucoup d'occasions où d'autres n'avaient produit
aucun effet ; qu'il ait souvent dissipé, en très-
peu de jours, soit des hydropisies de poitrine
accompagnées d'enflure générale, et avec im-
minence de suffocation, soit des palpitations du
cœur graves et alarmantes ; ou même, qu'il n'ait
fait que calmer les souffrances, et ralentir la
marche d'une maladie mortelle d'ailleurs, tel
que l'anévrisme, pour qu'il mérite de fixer l'at-

---

rax et les palpitations du cœur. Celles de ces observations
qui concernent l'hydropisie de poitrine, furent seules im-
primées dans le même tome 65 ; et les autres, relatives
aux palpitations du cœur, ne l'ont été que dans le tome 68,
1819.
Les moyens de guérison indiqués dans cet article *palpitations*, du dictionnaire, se bornent à la saignée, qui ne
peut véritablement guérir que les palpitations qui ne
tiennent qu'à une accumulation, à un embarras du sang
dans le cœur et les gros vaisseaux, pouvant aussi être nui-
sibles dans d'autres cas ; et à l'usage des remèdes calmans,
antispasmodiques ordinaires, qui sont souvent très-insuf-
fisans et même nuls, comme je le prouverai par la suite.

tention générale. Il est aussi quelques circonstances particulières, soit par le fait du tempérament, soit par des complications ou des nuances
diverses de la maladie, qui rendent nul l'emploi de la digitale, et qui peuvent faire préva-
loir celui d'autres remèdes : c'est aux médecins
d'apprécier ces particularités. Au reste, on peut
être sûr que, lorsque la digitale pourprée doit
produire un bon effet, il se fait très-rarement attendre plusieurs jours ; que très-souvent même
les malades commencent à en éprouver un véritable soulagement dès les premières doses : de
sorte que, lorsque je n'en ai aperçu aucun effet
favorable au bout de six à huit jours, j'en ai ordinairement discontinué l'usage, plutôt comme
n'en devant rien attendre, que par rapport aux
accidens qui pouvaient en résulter. Les seuls inconvéniens que je lui aie vu occasionner, sont
quelques étourdissemens, quelques vertiges ou
des pesanteurs de tête, qui peuvent faire mettre
quelque intervalle dans son administration; mais
qui, dans tous les cas, se dissipent bientôt,
même en continuant et augmentant progressivement les doses du remède.

La digitale pourprée est un remède d'autant plus précieux, qu'avant que l'on en fît
usage contre les hydropisies, de poitrine surtout, on ne pouvait compter sur aucun de

ceux connus sous le nom de *diurétiques*. Cette classe de médicamens a toujours été très-infidèle en général, soit par la faiblesse ou la nullité de la vertu de quelques - uns, quoique vantés, soit parce que l'on ne cherchait pas assez à découvrir la véritable nature des causes diverses qui pouvaient mettre obstacle à l'écoulement des urines, et qui exigeaient des diurétiques doux, calmans, antispasmodiques, ou bien stimulans et actifs, ou enfin une certaine association des uns et des autres. Parmi tous ces remèdes, l'oignon de scille est peut-être celui dont les diverses préparations produisent le plus d'effet ; mais combien de fois n'en obtiennent-elles aucun ! sans compter que cette substance âcre fatigue, irrite très-souvent l'estomac ; ce qui me l'a fait abandonner plusieurs fois, soit que je la donnasse seule, ou que je l'eusse associée à d'autres substances, même à la digitale, et je voyais alors celle-ci agir avec succès.

Ce que je viens de dire de l'infidélité des remèdes diurétiques en général, relativement à l'hydropisie de poitrine, doit s'appliquer à celle du bas-ventre, ou ascite. Cette maladie éludait trop souvent l'action des remèdes les plus recommandés pour activer l'écoulement des urines ; et la paracenthèse ou ponction du bas-ventre, devenait fréquemment la seule ressource pour dissiper l'épanchement, avec la nécessité d'y recourir plus ou moins de fois, en cas de récidives ordinairement trop fréquentes.

M. le docteur Demangeon adressa, en 1805, à la Société de médecine de Paris, un mémoire sur un nouveau remède propre à dissiper assez promptement ces hydropisies du bas-ventre (*Recueil de la Société de médecine*, tome 26). C'était une combinaison de muriate mercuriel doux et de la scille, avec du sucre. D'après cet aperçu, j'adressai aussi à la même société, en 1811, des observations sur l'efficacité de ce remède, lesquelles ne furent insérées que dans le tome 62 du même recueil.

Je ne considère dans cet écrit les propriétés de la digitale contre les hydropisies, que relativement à celles de la poitrine ; parce que, depuis la connaissance acquise des succès obtenus par la combinaison de la scille, du muriate mercuriel doux et du sucre contre l'hydropisie du bas-ventre, je m'en suis tenu à ce dernier moyen dans cette maladie, pour laquelle j'ai employé et vu employer plusieurs fois, inutilement ou avec très-peu d'avantage, les diverses préparations de la digitale ; et que celle-ci, au contraire, m'ayant ordinairement réussi contre l'hydrothorax, lorsque le premier moyen et plusieurs autres ne produisaient que peu ou point d'effet, je m'en suis tenu aussi à l'usage de cette plante dans l'hydropisie de poitrine.

Les médecins concevront que, dans l'ascite, l'action du muriate mercuriel doux et de la scille combinés, est plus propre à évacuer directement les sérosités accumulées, soit par les urines, soit par les selles : ce remède occasionnant ordinairement une plus grande activité dans les fonctions intestinales, et une certaine oscillation dans les viscères du bas-ventre; tandis que, dans l'hydrothorax, les sérosités ne sont guères susceptibles d'évacuation que par les urines.

Je laisse le champ libre aux conjectures et aux discussions théoriques, pour expliquer les deux actions différentes et simultanées de la digitale, soit comme activant l'absorption, soit comme sédative, et ralentissant les mouvemens du cœur et des artères : la médecine est plutôt fondée sur les faits que sur les explications. Il suffit de dire et de prouver que la digitale pourprée guérit la plupart des hydropisies de poitrine, en augmentant la quantité des urines; et, d'un autre côté, qu'elle apaise les mouvemens désordonnés du cœur, et dissipe les palpitations. Ce sont là les deux propriétés que je lui ai trouvées, comme la plupart des auteurs qui ont écrit sur cette plante; quoique quelques autres, en lui accordant la première, lui aient refusé la seconde, et lui aient attribué au contraire, je ne sais comment, celle d'augmenter la vélocité du pouls ; ce qui, du reste, peut arriver dans des circonstances particulières et indépendamment de l'action de la digitale : car, qui pourrait nombrer toutes les nuances diverses, toutes les bizarreries auxquelles notre économie est sujette, soit dans l'état de santé, soit, et plus particulièrement, dans l'état de maladie, et sous l'influence des substances médicamenteuses et même alimentaires ?

On reconnaît dans d'autres substances deux manières d'agir, également différentes et simultanées : l'opium calme l'irritabilité nerveuse, en même temps qu'il active la circulation dans les vaisseaux capillaires, et amène la transpiration. Le camphre, que mal-à-propos l'on a donné trop communément comme stimulant proprement dit, calme aussi l'irritation par une propriété sédative, et fait transpirer par une action soudaine et passagère, qui, en activant momentanément les vaisseaux cutanés, ne laisse bientôt qu'une impression d'atonie dans le système ; ou plutôt, c'est en dissipant l'état de spasme de ces vaisseaux cutanés, qui suspend la perspiration, qu'il augmente celle-ci : ce que l'on peut dire également de la manière d'agir de l'opium relativement à la transpiration qu'il produit ; de sorte que les deux actions simultanées et en apparence opposées de ces deux substances peuvent s'expliquer par une seule d'elles. L'on pourrait dire aussi que la digitale pourprée favorise l'absorption, et augmente l'excrétion urinaire par sa qualité sédative, en dissipant un état d'irritation ou de spasme qui entravait ces fonctions ; mais cette propriété sédative, dans toutes les autres substances qui la possèdent, est bien loin de favoriser de la même manière l'excrétion des urines. Si l'on disait encore que la digitale calme les mouvemens désordonnés du cœur, par l'absorption d'un épanchement séreux qui gênait l'action de cet organe, je répondrais qu'en effet elle agit ainsi dans l'hydropisie du péricarde et celle de la cavité gauche de la poitrine, qui sont toujours accompagnées de palpitations ; mais aussi, qu'elle dissipe cette dernière affection dans des cas où il n'y a aucun soupçon d'épanchement dans ces cavités, et sans augmentation de la quantité des urines. Ainsi les deux propriétés différentes de la digitale pourraient, comme celles de l'opium et du camphre surtout, se réduire à sa qualité sédative ou calmante ; mais cette dernière qualité, sous le rapport diurétique, n'appartient, pour ainsi dire, spécifiquement qu'à la digitale pourprée, du moins jusqu'à présent. Elle jouit plus éminemment que toutes les autres substances sédatives connues, de la propriété de calmer l'irritabilité du cœur et des artères, sans faire craindre les suites funestes qui peuvent résulter de l'emploi de quelques unes proclamées comme de puissans sédatifs, telle que l'eau distillée du laurier-cérise d'abord, puis l'acide prussique ou hydro-cyanique, qui doivent l'un et l'autre leur propriété au même principe, le cyanogène. Malgré un assez grand nombre d'essais avantageux que des médecins recommandables paraissent en avoir faits, surtout de l'acide hydro-cyanique, tout récemment, contre des maladies où prédominait l'irritabilité nerveuse, ces deux substances ne peuvent être considérées jusqu'à présent que comme des poisons très-violens et très-prompts, même à la plus petite dose, dans le principe qui les constitue; ou, comme des remèdes très-infidèles dans leurs diverses préparations, dont la meilleure n'est point encore déterminée d'une manière précise pour l'acide hydro-cyanique : de sorte qu'elles ne sont toutes les deux, même d'après le jugement qui en a été porté dans le dictionnaire des sciences médicales, que des moyens peu sûrs, toujours dangereux, dont les bons effets ne seront peut-être pas de long-temps signalés d'une manière certaine, et qu'enfin il vaudrait beaucoup mieux ne pas connaître du tout, à cause de l'emploi criminel que l'on peut en faire malheureusement avec trop de facilité, et qui est très-difficile à constater par ses traces sur les organes.

La digitale pourprée étant elle-même une plante vénéneuse, ne doit pas être employée inconsidérément; mais sa meilleure préparation se trouve être la plus simple, la plus naturelle, celle qui peut en faire déterminer les doses avec le plus de précision, et qui ne consiste qu'à réduire ses feuilles en poudre. Les accidens qu'elle peut occasionner ne deviennent guère sérieux, et sont d'ailleurs très-faciles à prévenir, ainsi que je l'ai déjà dit, et comme le prouveront les observations que je rapporterai, premièrement sur l'hydropisie de poitrine, et ensuite sur les palpitations du cœur, après avoir exposé successivement quelques généralités sur la nature, les causes et les signes de ces deux maladies.

PREMIÈRE PARTIE.

DE L'HYDROTHORAX,

ou

HYDROPISIE DE POITRINE.

Les hydropisies de poitrine sont des maladies fréquentes pour tous les âges et dans toutes les conditions; sans doute elles sont plus multipliées de nos jours, par la plus grande fréquence et la plus grande intensité des causes qui peuvent les produire , tels que les écarts dans le régime , les vêtemens légers chez les femmes , l'exposition brusque à une température froide et humide, lorsque le corps se trouve dans un état de chaleur ou de transpiration , comme en sortant des bals , des spectacles, etc. ; les affections catarrhales ou rhumes, qui , étant très-communément le résultat des causes précédentes, portent un trouble plus ou moins notable dans l'exhalation pulmonaire , et mettent obstacle à l'absorption des fluides exhalés ; les fréquens accès d'asthme, les affections morales brusques, violentes, ou tristes et prolongées, qui , en troublant l'exercice de la sensibilité des organes précordiaux, tendent à rompre l'équilibre de leurs fonctions, et favorisent les stases dans les vaisseaux sanguins ou lymphatiques; enfin toutes les causes qui peuvent donner lieu à l'hydropisie en général, surtout l'état cachectique du corps, l'habitation dans des lieux bas, humides, obscurs, avec la privation ou l'insuffisance d'une nourriture réparatrice et suffisamment tonique.

Deux variétés de la maladie.

La formation des hydropisies de poitrine par l'effet des causes précédentes constitue l'hydro-thorax instantané, spontané ou primitif, quoique toujours subordonné à une lésion première des organes.

D'autres fois cette maladie survient à la suite des lésions essentielles, aiguës ou chroniques des organes contenus dans la poitrine, ou de ceux de la capacité abdominale qui les avoisinent, tel que le foie surtout; et c'est alors un hydrothorax consécutif. Ce dernier, subordonné à des affections graves, souvent mortelles, en forme une complication terrible qui fait périr les malades avant que la maladie primitive pût avoir cette issue funeste, si elle n'était pas susceptible de guérison. Dans cette circonstance, l'écoulement des fluides qui forment l'épanche-

ment, opéré soit par les urines , soit par une ouverture ou ponction pratiquée dans les intervalles intercostaux , donne du répit aux malades, prolonge plus ou moins leur existence , et
les laisse toujours ou trop fréquemment en proie
à la destruction , par l'état de macération et
de désorganisation des viscères contenus dans
la poitrine.

La première variété de l'hydrothorax est
celle qui présente le plus de chances de guérison ; elle cède quelquefois en très - peu de
temps et comme par miracle, à l'emploi de la
digitale pourprée. C'est dans cette circonstance, comme dans plusieurs autres, que la
médecine triomphe complètement; que le médecin est satisfait, autant que les assistans sont
étonnés de voir un malade, enflé considérablement de tout le corps , et au moment d'être
suffoqué, respirer plus facilement dans l'intervalle de quelques heures, et parfaitement guéri
au bout de quelques jours.

*Variétés et complication dans le siége de la
maladie.*

Dans l'hydropisie de poitrine, l'épanchement
peut n'exister que dans les cavités latérales de
cette partie , ou seulement dans l'une d'elles.
Les poumons, ou l'un d'eux , sont alors immé-

diatement entourés du liquide à une plus ou moins grande hauteur ; ou ce liquide n'est épanché que dans les espaces que les deux plèvres laissent antérieurement et postérieurement, en s'adossant pour former le médiastin ou la cloison membraneuse qui sépare la poitrine en deux parties.

L'épanchement peut encore n'avoir lieu que dans le péricarde ou poche membraneuse qui renferme le cœur, comme il peut exister en même temps dans cette poche et dans les autres cavités.

Le tissu pulmonaire peut aussi être le siége d'un épanchement dans les cellules dont il est parsemé ; ce qui constitue l'œdème des poumons : il peut exister d'abord isolément, mais il se propage bientôt dans les cavités.

Assez fréquemment l'hydropisie de poitrine se joint à celle du bas-ventre ; alors il est à craindre que l'une ou l'autre, ou toutes les deux ne tiennent à une lésion plus ou moins profonde de quelques organes : ce qui les rend plus redoutables. On peut voir l'une se dissiper, et laisser l'autre suivre une marche funeste ; on peut aussi les voir toutes deux céder à un traitement convenable.

Nature des liquides épanchés.

Les liquides épanchés dans la poitrine, sont, comme ceux qui forment des collections dans le bas-ventre, séreux ou lymphatiques, plus ou moins clairs, presque incolores, ou troubles, jaunâtres, verdâtres, contenant des flocons albumineux; sanieux, ou plus ou moins purulens, selon la simplicité ou la gravité de la cause qui a donné lieu à leur extravasion, et selon le temps qu'ils ont séjourné dans les cavités; ce qui doit rassurer ou faire craindre relativement à l'issue de la maladie.

Signes et symptômes de l'hydropisie de poitrine.

Ils se manifestent lentement, ou d'une manière plus ou moins brusque, selon la marche et l'intensité des lésions qui produisent l'épanchement. Quelques uns de ces signes, tels que la gêne de la respiration, une toux sèche et peu forte en général, l'irrégularité du pouls, constante quand l'épanchement a lieu dans la cavité gauche ou dans le péricarde, sont communs à d'autres affections de la poitrine et même du ventre. Dans l'asthme, par exemple, comme dans l'hydrothorax assez avancé, cette gêne de la respiration augmente souvent rapidement dans le lit, réveille les malades en sursaut, les oblige de se mettre sur leur séant, ou de se lever pour respirer plus librement, et même d'ouvrir leurs fenêtres, pour avoir une plus grande masse d'air. De sorte que les divers signes appartenant à l'hydropisie de poitrine, pris isolément, n'ont qu'une signification extrêmement douteuse ; mais il est un ensemble de plusieurs de ces signes, qui porte une conviction certaine. Ainsi, une gêne quelconque de la respiration augmentant par la marche, surtout en montant un plan incliné ou un escalier ; la difficulté de rester couché dans le lit la tête basse, et le besoin de la tenir relevée ainsi que le tronc par des oreillers ; en même temps la bouffissure ou l'enflure de la main ou du poignet, ou de l'avant-bras seulement, d'un seul côté ou des deux ; ou seulement encore l'enflure des pieds ou autour des malléoles, sans apparence d'autre maladie des organes de la poitrine ou du ventre, et même dans plusieurs cas de cette dernière circonstance, ces divers symptômes offrent déjà un degré de certitude. Mais, si avec cet ensemble de signes et la percussion (coups légers et secs, donnés sur les divers points de la surface thoracique avec les doigts réunis), une portion de cette surface, et communément les parties inférieures, ainsi frappées, ne font entendre qu'un son mat et nullement résonnant, on peut affirmer qu'il y a un épanchement dans toute l'étendue de la cavité qui n'a présenté qu'un semblable son mat.

Il est quelques autres circonstances , telles que celles de la simple infiltration ou œdématie des poumons peu avancée , et des adhérences assez étendues entre la plèvre costale et la membrane pulmonaire , qui peuvent en imposer , et rendre le son plus ou moins mat ; mais, dans tous les cas , lorsque la gêne de la respiration , comme je viens de la décrire , se joint à l'enflure d'une partie ou de la totalité des extrémités supérieures ou inférieures , et , à plus forte raison, de toutes ces extrémités ensemble, on est assez en droit de soupçonner l'hydropisie de poitrine , pour en entreprendre le traitement. Il arrive quelquefois que cette œdématie dans les extrémités n'existe point , surtout dans le début de l'épanchement, et lorsqu'il se fait plus lentement. Le prognostic est alors plus incertain ; mais le tact et l'habitude du médecin peuvent suppléer à quelques-uns des signes caractéristiques ; et il est bien rare que dans un épanchement un peu considérable , il n'y ait pas, avec la gêne de la respiration décrite plus haut , ou de l'œdématie aux extrémités , ou un son mat par la percussion. D'un autre côté, le traitement de l'hydrothorax par la digitale ou par d'autres diurétiques, est assez innocent en lui-même , pour qu'on puisse l'employer dans des cas douteux ; et son effet, nul ou avantageux au bout d'un certain temps, fournit des données ultérieures.

Outre les signes ci-dessus, lorsque la collection des fluides est assez considérable, le visage est d'une couleur pâle ou plombée, les joues sont plus ou moins pendantes, les paupières bouffies, avant que l'enflure gagne les autres parties ; les malades crachent fréquemment des viscosités séreuses, et éprouvent des vomissemens de la même nature. Ils ressentent une pesanteur au bas ou vers le haut de la poitrine, selon qu'ils sont debout, assis ou couchés, et même une sensation de fluctuation, par les mouvemens qu'ils font, dans les cavités où l'épanchement a lieu. Dans le début de l'épanchement, ils n'éprouvent encore qu'un sentiment d'inquiétude, d'anxiété, de malaise, dans les différentes positions qu'ils prennent, et qu'ils sont portés à changer fréquemment. Les urines sont ordinairement rares, rouges, et déposent un sédiment briqueté.

Il n'y a pas essentiellement de fièvre, à moins qu'une inflammation lente et aiguë n'accompagne la maladie. Le pouls, plus ou moins inégal, est plus irrégulier, intermittent, lorsque la cavité gauche et le péricarde sont le siége de l'épanchement, comme nous l'avons observé.

Lorsque l'épanchement occupe la totalité ou la plus grande partie des cavités de la poitrine, tous les signes acquièrent une grande intensité : l'enflure de tout le corps est quelquefois très-considérable ; le visage est bouffi, plombé ou livide ; les yeux sont saillans et ternes, ou plus ou moins injectés ; les malades, haletans et menacés à chaque instant d'être suffoqués. Dans l'impossibilité de rester dans leur lit, où, n'y pouvant passer que quelques instans, ils sont obligés de se tenir, la nuit comme le jour, assis sur des siéges élevés autant que possible, la tête et le tronc penchés en avant. Le sommeil est nul ou extrêmement pénible, avec des réveils en sursaut et des songes souvent effrayans. On a donné comme signe plus particulier de l'hydropéricarde (hydropisie de l'enveloppe du cœur), la forte inclinaison de la tête et du tronc sur le bassin ; mais ce signe appartient également, plus ou moins, aux épanchemens des autres cavités. Dans l'hydropéricarde, les malades éprouvent plus particulièrement des défaillances, une disposition fréquente à la syncope, des palpitations, et une certaine sensation qu'ils expriment en disant qu'ils se sentent le *cœur noyé* : expression bien vraie dans ce cas, mais assez ordinaire à d'autres malades qui n'offrent aucun signe d'une hydropisie quelconque de la poitrine.

L'on aperçoit encore très-communément, dans le cas où les liquides remplissent une des cavités de la poitrine, les parois de cette cavité bomber plus ou moins, et présenter quelquefois un renflement très-sensible de ce côté, comparativement à l'autre.

Signes fautifs, absence quelquefois des signes caractéristiques de l'hydropisie de poitrine.

Si les maladies offrent ordinairement des signes plus ou moins positifs, qui dirigent les médecins dans leur étude et leur traitement, il arrive quelquefois que ces lumières leur manquent, ou qu'elles sont tellement incertaines, que les gens de l'art sont réduits à n'agir que par exploration, s'ils sont prudens, ou qu'ils se trompent d'une manière plus ou moins funeste. La marche des maladies d'une même nature n'est pas toujours uniforme chez les différens individus, et souvent chez les mêmes, dans des temps différens; ce qui, avec les complications si variées qui les accompagnent presque toujours, fait de la médecine une science difficile à approfondir, et exige du médecin beaucoup d'habitude et de réflexion. Quelquefois les hydropisies de poitrine sont déjà assez avancées, sans présenter d'autres symptômes qu'un sentiment de malaise et de gêne, dont le malade ne peut guère rendre compte ; qu'une toux qui fait croire qu'ils sont simplement enrhumés ; que des envies de vomir, avec la sensation d'un poids sur l'estomac, et la langue plus ou moins chargée, qui simulent un simple embarras gastrique, un foyer glaireux ou bilieux.

PREMIÈRE OBSERVATION.

Lorsque je commençai à m'occuper plus particulièrement de cette maladie, je donnais des soins à une dame, en l'absence de son médecin ordinaire. Elle se plaignait de ce malaise, de cette inquiétude, de ce poids sur l'estomac dont je viens de parler, et de nausées fréquentes, avec la langue d'une couleur blanc jaunâtre, et défaut d'appétit. Je prescrivis l'ipécacuanha, qui lui fit vomir assez abondamment des phlegmes ou des sérosités visqueuses. Elle se trouva soulagée, plus gaie et mangeant avec plus de plaisir. Mais bientôt les mêmes incommodités se firent ressentir. Son médecin étant de retour, nous l'examinâmes plus attentivement, et elle rendit mieux compte de tout ce qu'elle éprouvait. Son malaise, son inquiétude étaient plus considérables dans le lit ; elle avoua qu'elle sentait de la gêne dans la respiration en marchant un peu vite, et en montant des escaliers. Nous percutâmes la poitrine, et nous trouvâmes

un son assez mat dans la partie inférieure du côté
droit. Elle fut mise à l'usage des pilules de digitale pourprée, qui, dans l'espace de dix à douze
jours, la débarrassèrent entièrement de tous les
accidens qu'elle avait éprouvés.

IIe. Observation.

Autopsie.

M. Ricard, premier préfet de l'Isère, doué
d'une bonne constitution, éprouva les mêmes
incommodités que la malade précédente avait
d'abord ressenties. Son médecin le fit vomir avec
l'ipécacuanha dont l'effet fut suivi d'accidens plus
graves, telles que des angoisses, des anxiétés,
et le malade mourut au bout de peu de jours.
L'étonnement que produisit cette mort qu'aucune cause grave de maladie ne pouvait faire
prévoir, donna lieu à l'ouverture du corps, à
laquelle nous fûmes invités d'assister, au nombre de cinq ou six médecins. Nous trouvâmes
un épanchement de sérosité assez limpide, qui
remplissait à peu près le tiers inférieur des deux
cavités latérales de la poitrine, et une rougeur
assez forte sur la plèvre et la membrane pulmonaire, sans autre lésion évidente des organes de
la poitrine, du bas-ventre et du cerveau. Cet
épanchement parut s'être formé promptement;

ce qui ne permit pas au jeu des poumons de s'y habituer, comme cela arrive lorsqu'il ne se forme que peu à peu ; et vraisemblablement l'irritation, produite par les efforts de vomissement, contribua-t-elle à rendre les accidens plus graves et promptement mortels.

Si trop souvent la mort survient à la suite d'indispositions présumées légères, ou par le plus petit dérangement dans la symétrie de quelques uns de nos organes, on est aussi quelquefois étonné de voir la vie résister pendant long-temps à des causes graves de destruction, et se maintenir encore au milieu du désordre et de la désorganisation complète des parties les plus essentielles de notre économie : c'est lorsque ce désordre et cette désorganisation n'ont eu qu'une marche lente, et que la vitalité des organes ne s'est éteinte que par gradation.

Par un effet de cette habitude de la vitalité et du jeu des organes à s'accommoder aux désordres qui les entravent, il arrive fréquemment que ces désordres et des lésions profondes de ces organes parviennent à leur dernière période d'accroissement, sans avoir fourni des signes positifs et même bien sensibles de leur existence. Ainsi, des épanchemens considérables de sérosité ou de matière purulente, peuvent exister dans les différentes cavités de la poitrine, dans le péricarde, avec altération profonde des poumons et du cœur, sans que ni la gêne de la respiration, ni la toux, ni l'irrégularité du pouls aient pu faire présumer de semblables désastres.

III°. Observation.

Autopsie.

Lorsque je faisais, dans l'hiver de 1814, une partie du service médical dans l'hôpital militaire de Grenoble, qui fut encombré de malades fournis par la garnison et par les troupes qui s'opposaient à l'approche des alliés (1), le nommé Vaurillon fut amené des autres salles dans les miennes, dans un état de dépérissement absolu :

---

(1) J'adressai à la Société de médecine de Paris, un mémoire qui a été inséré dans son Journal général, tome 5o, sur la maladie épidémique (fièvre typhode adynamique) qui régna alors dans cet hôpital, comme elle venait d'avoir lieu dans ceux de Mayence, de Dresde, de Leipsick, etc., où elle fit tant de ravages. Elle nous présenta à mes confrères et à moi, entre autres symptômes graves, une roideur tétanique, dont la cause paraissait être particulièrement une inflammation de la moelle allongée et épinière, qui fut constatée par l'autopsie d'un grand nombre de cadavres. Le résultat de ces recherches fut de trouver un moyen de guérison dans l'application réitérée des sangsues le long de la colonne vertébrale, à partir de la tête.

maigreur extrême, fièvre habituelle, pouls régulier, point de gêne sensible de la respiration ;
toux pour ainsi dire nulle, teint et yeux d'un
jaune foncé, apparence d'affection grave du foie.
Ce malade mourut, et comme j'en avais plusieurs autres qui offraient à peu près les mêmes
symptômes, je fus bien aise de faire des recherches sur le cadavre. Je trouvai sur celui de ce
premier malade le péricarde extrêmement dis-
tendu et rempli de liquide séreux et jaunâtre ;
le cœur très-volumineux, recouvert d'une couche couenneuse, puriforme, contenant des concrétions polypeuses, albumineuses ; tout le poumon gauche, infiltré d'une sanie purulente, et
parsemé d'ulcérations, avec d'autres désordres
considérables dans le bas-ventre (1).

IVᵉ. OBSERVATION.

Autopsie.

Même état de dépérissement chez Lescussan,
qui ne se plaignait que de coliques ; fièvre peu
forte, coucher horizontal sans gêne de la respiration, ni toux ; pouls régulier et faible. Ce ma-

(1) Je ne présente ici qu'en abrégé le résultat de ces
autopsies dont tous les détails sont consignés dans mon
journal.

lade, qui avait langui long-temps dans les autres salles, mourut au bout de quelques jours. Épanchement séreux très-considérable dans le péricarde ; le poumon gauche presque entièrement détruit par la suppuration ; le poumon droit, infiltré d'une sanie purulente, et désordres graves dans les viscères du bas-ventre.

V^e. OBSERVATION.

Autopsie.

Un Tambour ne se plaignait que de constipation et de défaut d'appétit. Il était habituellement couché, la tête basse, sans aucune gêne de la respiration, sans toux, et il demandait seulement que je le fisse vomir ; le pouls à peine fébrile. Je dirigeai les moyens curatifs contre la constipation et l'affection du bas-ventre, présumées être les seules à combattre. La respiration paraissait si naturelle, qu'il ne me vint pas même dans l'idée que la poitrine fût compromise. La mort soudaine de ce jeune homme, entré seulement depuis peu de jours dans mes salles, m'étonna ; et je me proposais de faire particulièrement des recherches dans le bas-ventre, lorsque le sternum ayant été enlevé, nous vîmes jaillir une énorme quantité de pus blanc, légèrement jaunâtre et très-lié, d'une odeur un peu

fétide. La cavité gauche de la poitrine en était
encore presque pleine, de même que le péricarde. Le cœur, beaucoup plus volumineux qu'à
l'ordinaire, était entièrement recouvert d'une
couche épaisse de pus concret, granulé, d'un
blanc jaunâtre, avec désorganisation de la surface de ses cavités, ainsi que des deux poumons
et d'une partie des viscères du bas-ventre.

L'aspect extérieur de ce cadavre ne présentait
même pas d'émaciation, ni d'apparence manifeste d'un état maladif aussi grave et aussi com-
pliqué. Ainsi les épanchemens, même considérables dans la poitrine, ne s'annoncent donc pas
toujours avec les signes qui leur appartiennent,
comme dans le cas suivant.

VI⁰. Observation.

Autopsie.

Un Canonnier entra de la salle des galeux dans
les miennes, avec les symptômes d'un hydrothorax très-avancé : face bouffie et alternative-
ment livide et pâle ; essoufflement, impossibilité
de rester couché la tête basse ; son très-mat des
différentes surfaces thoraciques. Il mourut deux
jours après. Les deux cavités latérales de la poitrine étaient, pour ainsi dire, remplies de sérosité. Le poumon droit était phlogosé, et offrait

une couleur noirâtre. Chaque ventricule du cœur contenait une concrétion albumineuse considérable.

D'autres fois les hydropisies de poitrine, outre l'absence d'une partie de leurs signes les plus caractéristiques, se masquent sous les apparences d'autres lésions, qui seules fixent l'attention des médecins.

VIIe. Observation.

Autopsie.

M. M....., oncle de l'un de nos ministres, fut atteint d'un ensemble de signes annonçant une affection catarrhale, compliquée de gastricité et d'un gonflement avec roideur et tension sur le côté gauche du cou ; lequel ayant été dissipé par des applications de flanelles chaudes, laissa à découvert un paquet glanduleux, situé au-dessus de la clavicule gauche. Ce paquet glanduleux, joint à une continuité de toux fréquente et d'un peu d'oppression, fut pris par deux médecins, consultés séparément, pour l'indice d'un engorgement tuberculeux du poumon gauche. Je partageai cette opinion, sans soumettre le malade dont je fus ensuite chargé, à un traitement relatif à cette affection, parce qu'il était dans un état d'irritation générale, et qu'il partait pour la campagne ; je lui conseillai seulement l'usage des boissons mucilagineuses , adoucissantes, avec le lichen , et des promenades à cheval. Ces moyens simples lui firent beaucoup de bien, et il sembla se rétablir. Mais tous les symptômes s'agravèrent de nouveau par l'imprudence du malade , qui resta assez long-temps exposé à l'air froid et humide d'une papeterie, à la suite d'une course , et étant en sueur. Tous les signes d'une affection grave de la cavité gauche de la poitrine se présentèrent avec un son mat de toute cette cavité. Soupçonnant alors qu'un épanchement de sérosité , plus ou moins considérable , compliquait l'affection tuberculeuse, je prescrivis la teinture de digitale pourprée , dans une infusion de mélisse. M. M. se trouva sensiblement mieux pendant quelques jours, et put même faire d'assez longues promenades à pied ; les urines furent plus abondantes. Mais il discontinua ce remède , parce qu'en revenant de l'une de ces promenades, il se sentit affaissé et l'estomac affaibli ; ce qu'il crut devoir lui attribuer peut-être avec raison, quoique la promenade un peu forcée pût aussi en être la cause. Dans tous les cas , il ne s'agissait que de diminuer les doses de la teinture de digitale, ou de la suspendre momentanément. Les symptômes reprirent toute leur intensité, et il survint de l'enflure à la partie inférieure des jambes. Je demandai une consultation : deux nouveaux médecins furent convoqués. Ils adoptèrent l'opinion des premiers relativement à l'engorgement tuberculeux du poumon gauche, sans admettre d'épanchement séreux, malgré mes réflexions à cet égard. Ils admirent aussi un engorgement du foie, lequel, selon eux, contribuait à celui de la poitrine, quoiqu'en explorant l'abdomen, on n'y en trouvât point de bien sensible. En conséquence, le malade fut mis à l'usage de différens remèdes fondans, résolutifs et diurétiques, avec des applications de sangsues à l'anus, sans aucun soulagement. Il mourut au milieu des suffocations fréquentes qui n'avaient fait qu'augmenter, et qui étaient accompagnées d'une enflure considérable dans les extrémités inférieures.

En procédant à l'ouverture du corps, la paroi externe de la cavité thorachique gauche parut, surtout à la partie supérieure, beaucoup plus bombée que celle du côté droit. A la première incision pénétrante dans cette cavité gauche, il en jaillit une énorme quantité de sérosité roussâtre, et tout ce côté en était encore plein : elle fut évaluée à quatre pintes environ. Le poumon gauche était réduit à un tiers à peu près de son volume, macéré, d'un rouge foncé dans son intérieur, avec désorganisation de son tissu. La plus grande partie de la plèvre de ce côté était rougeâtre , adhérente inférieurement au diaphragme , sur lequel on voyait une grande quantité de points blancs et comme granulés. Il n'y avait aucune trace de tubercules dans ce poumon , ni de connexion avec le paquet glanduleux qui avait existé près de la clavicule , et qui se trouvait réduit à très-peu de chose. Le poumon droit et tout ce côté de la poitrine étaient fort sains. Le bas-ventre contenait aussi une grande quantité de la même sérosité qui remplissait le côté gauche de la poitrine. Le foie était parfaitement sain et d'une belle couleur. La rate , ayant à peu près son volume naturel , était blanchâtre sur toute sa face postérieure par laquelle elle adhérait au diaphragme.

Les autres médecins, surpris de voir s'évanouir leurs conjectures sur un engorgement tuberculeux du poumon , comme sur celui du foie , et, surtout, de voir un épanchement aussi considérable dont ils avaient rejeté l'idée , furent amplement convaincus de leur méprise , sans laquelle l'usage de la digitale aurait sans doute été continué ; et, en dissipant de bonne heure l'épanchement séreux , il aurait arrêté les progrès de la lésion observée dans le côté gauche de la poitrine, et rendu un chef de famille , très-recommandable, sinon à une santé parfaite, du moins à une existence beaucoup plus longue et supportable (1).

---

(1) A cette époque, l'ouvrage du docteur Bayle (*Recherches sur la phthisie pulmonaire*) venait de paraître, et avait signalé savamment les diverses espèces de phthisies parmi lesquelles la *tuberculeuse*, dans la doctrine de ce auteur et de plusieurs autres, est une des plus fréquentes. Alors, par suite de cette disposition qui fait que nous nous en rapportons trop à autrui, faute de pouvoir nous appuyer de notre propre expérience, l'on ne vit partout que des phthisies tuberculeuses ; comme, à différentes époques, on ne voyait plus d'autres maladies que celles qui venaient d'être décrites par quelque auteur renommé ; comme enfin, on ne voit plus aujourd'hui, pour causes de toutes les maladies, que des phlegmasies ou inflammations : doctrine renouvelée des siècles anciens, ainsi que de différentes époques des siècles modernes, et dont la doctrine véritable, basée sur la saine observation, a toujours fait justice. « Tirer du sang en ouvrant la veine, n'est pas une chose nouvelle : mais qu'il n'y ait presque point de maladies où l'on ne saigne, voilà ce qui est nouveau, » avait dit Celse il y a près de deux mille ans. *Sanguinem incisa vena mitti, novum non est : sed nullum penè morbum esse in quo non mittatur, novum est.*

Des savans, plus près de nous, tels qu'Antoine Petit et Bordeu, Cabanis ensuite, avaient combattu judicieusement, et rabaissé les prétentions des anatomistes qui voulaient baser exclusivement la doctrine médicale sur l'anatomie pathologique. On a fait revivre ces prétentions par des écrits riches de recherches et de talens, mais dans lesquels on veut trop prouver pour que l'on puisse prouver

D'après ces exemples, on voit que le diagnostic des épanchemens dans les cavités de la poitrine est quelquefois très-obscur, et sujet à de fausses

tout. Cette doctrine, comme celle de la localisation des fièvres, qui en est une conséquence, est trop exclusive pour qu'elle soit toute vraie. Réduite à de justes bornes, elle rendrait un véritable service à la science, en appelant l'attention des médecins sur des affections souvent occultes et négligées ; au lieu qu'elle tend à la faire rétrograder par son application universelle, par un emploi trop souvent outré et aussi étrange que funeste du traitement débilitant, comme je pourrais, ainsi que beaucoup d'autres médecins, le prouver par des exemples à peine croyables.

Sans doute l'on est souvent dans le cas de tirer du sang par la lancette et les sangsues ; mais s'en suit-il qu'il n'y ait plus que ce moyen de guérison ? Il serait à désirer que la médecine pût être réduite à cet état de simplicité, de ne plus reconnaître, pour toutes les maladies, qu'une seule cause et une seule méthode de traitement ; mais il n'en sera jamais ainsi ; et ces paroles de l'oracle de Cos : *ars longa..... judicium difficile,* seront toujours la véritable devise de l'art de guérir.

Enfin, la nouvelle doctrine est basée sur des aperçus trop souvent faux ou forcés : toutes les douleurs de l'estomac, des intestins ou des autres organes, toutes les taches rouges ou noirâtres trouvées dans ces parties, ne sont pas le résultat d'une inflammation positive ; et toutes les inflammations, comme toutes les gangrènes, ne sont pas les suites d'une sur-excitation primitive des vaisseaux, et ne doivent point être toujours traitées par de larges ef-

interprétations. Mais l'attention des médecins, plus fixée actuellement sur cette maladie, leur fera mieux saisir les signes de son existence, pour en arrêter les progrès et la dissiper, avant qu'elle

---

fusions sanguines, et par la méthode antiphlogistique ou débilitante.

Je pourrais citer plusieurs maladies épidémiques accompagnaées des apparences d'une inflammation grave, et dans lesquelles les malades ont été guéris généralement sans l'emploi de la saignée et des sangsues. Je citerais même une épidémie de fluxions catarrahales de poitrine, avec tous les signes d'une vive inflammation et une fièvre à marche pernicieuse, dans laquelle le quinquina seul a dissipé promptement tous les accidens. Cette épidémie fut le sujet d'un mémoire que j'adressai à la Société de médecine de Paris, en 1805, lequel fut publié dans le tome 24 de son *Recueil périodique*, et jugé digne d'être mentionné dans le beau *Traité des Fièvres pernicieuses intermittentes* du savant Alibert (quatrième édition). Il a été également le sujet d'une citation dans le *Dictionnaire des Sciences médicales*, tome XV, page 315.

La terrible fièvre jaune d'Espagne vient aussi de restreindre les prétentions outrées de la nouvelle doctrine, puisqu'un rapport sur cette maladie, lu à la Société de médecine, dans la séance du 4 janvier, annonce que la plus légère émission sanguine rendait la maladie promptement mortelle. D'après cela, regardera-t-on les traces de gangrène et de désorganisation des tissus, trouvées dans les cadavres des victimes de cette maladie, comme le résultat d'une inflammation primitive, réputée être la cause essentielle de cette fièvre affreuse ? On peut en dire autant

ait acquis un degré de gravité qui pourrait la
rendre funeste. Au reste, l'on verra aussi par les
observations suivantes combien la digitale pourprée peut en rendre le pronostic favorable, et
rassurer sur sa terminaison, lors même que
tout paraît désespéré; pourvu qu'il n'y ait point
de lésion grave dans les organes de la poitrine.
Dans cette dernière circonstance, la digitale,
en dissipant l'épanchement plus sûrement que

---

des fièvres dites putrides, dans la véritable acception de
ce mot.

Oh! que la nouvelle doctrine est loin d'embrasser tous les
phénomènes, toutes les nuances que présentent les maladies, et de fournir tous les moyens curatifs qu'elles
exigent!

Oui, la médecine a des mystères qui ne se dévoilent
qu'à une méditation soutenue, à une observation judi-
cieuse, et qui ne s'expliquent pas par la seule pointe du
scalpel. Malgré nos prétentions à vouloir tout deviner, à
vouloir nous rendre compte de tout, beaucoup de choses
resteront toujours au-dessus de notre portée : jamais la
mort ne fournira l'explication de tous les phénomènes de
la vie et de tous ceux des maladies.

La saine doctrine médicale se forme de tout ce que les
différentes théories ont de bon, et non point d'une théorie
exclusive, pas plus que de l'amalgame informe de toutes
les théories; comme le bon miel se compose des sucs pui-
sés sur les diverses fleurs balsamiques, et non indistinc-
tement sur toutes les fleurs des champs, ou sur une seule
d'entre elles.

tous les autres remèdes, aura encore l'avantage bien précieux de prolonger plus au moins l'existence.

Une condition esssentielle pour le succès complet de la digitale pourprée, et pour la parfaite guérison de l'hydropisie de poitrine, c'est l'absence de la fièvre, et surtout d'une fièvre continue, qui annonce une inflammation plus ou moins active dans l'intérieur de cette capacité, et fait toujours craindre la désorganisation de la partie qui en est le siége.

En annonçant le triomphe d'un nouveau remède sur les maladies graves dont je m'occupe, je n'ai montré, pour ainsi dire, jusqu'ici, que les trophées de la mort sur tous nos organes détruits et délabrés : c'est la part de la science, qui, pour son propre intérêt et celui de l'humanité, met à profit, pour garantir la vie, la mort même et les diverses atteintes des maladies sur notre économie.

Je vais offrir des résultats plus consolans, et montrer des malades arrachés à la mort qui les menaçait, ou à de cruelles et longues souffrances ; ou enfin, de malheureuses victimes d'un mal irrémédiable, soulagées et rendues à l'espérance qui leur dérobait du moins l'aspect de la tombe.

VIIIe. Observation.

Hydropisie de poitrine très-grave, dissipée chez une personne de 76 ans.

Mme. Bernard, âgée de soixante et seize ans, et ayant toujours joui d'une bonne constitution, avait été délivrée, par des remèdes appropriés, d'une éruption de grandes plaques dartreuses sur les extrémités inférieures et sur le bras gauche, et pour lesquelles je lui avais ouvert un large cautère. Après avoir été assez bien portante pendant deux ans environ, elle éprouva quelques incommodités, sans vouloir employer aucun remède. Quelque temps après, dans l'automne de 1808, elle commença à ressentir de l'oppression, surtout en montant son escalier, et un dégoût habituel pour les alimens : langue sèche, amertume de la bouche, coliques, toux fréquente, palpitations du cœur presque continuelles, et sensation douloureuse d'un poids au-dessus de l'estomac. Tous ces symptômes s'agravaient le soir : les nuits étaient très-pénibles, sans sommeil, et la malade était obligée de se tenir sur son séant pour pouvoir respirer plus librement. Il n'y avait point de fièvre, mais le pouls était constamment petit, concentré, avec une intermittence, à toutes les deux ou trois pulsations. Cet état de souffrance fut calmé par des potions antispasmodiques ; puis quelques bols purgatifs et des pilules de succin, de valériane, de camphre et d'assa-fœtida produisirent un soulagement très - sensible, au point que la malade se crut guérie ; elle put marcher et monter son escalier sans être, pour ainsi dire, oppressée. Mais bientôt les mêmes symptômes reparurent avec plus de force : Mme. B. éprouvait des suffocations alarmantes et de fréquens efforts de vomissement. La face s'altérait, et il commença à se manifester de l'enflure aux mains et au bas des jambes. Les suffocations et les anxiétés qui devenaient continuelles, l'enflure des extrémités qui augmentait chaque jour, la difficulté extrême de la respiration qui ne permettait plus à la malade de rester dans son lit, me convainquirent de l'existence d'un épanchement de sérosité dans la poitrine, principalement dans la cavité gauche, et même dans le péricarde, à cause de l'irrégularité extrême et des intermittences très-fréquentes du pouls (1).

____

(1) Il n'est point question dans cette observation ni dans les deux suivantes, de la percussion exercée sur la poitrine, parce que cette méthode ne fut signalée que dans la même année 1808, par le célèbre Corvisart, dans sa traduction de l'ouvrage d'Avenbrugger.

Un autre médecin, appelé en consultation, fut entièrement de mon avis sur la nature de la maladie et sur l'emploi de la digitale pourprée. La poudre des feuilles de cette plante fut donnée à la dose d'un grain, toutes les quatre ou cinq heures, et incorporée dans un peu de conserve de roses. Dès le second jour, les symptômes furent moins graves, et leur intensité diminua journellement. Les urines qui auparavant étaient très-rares, rouges et épaisses, devinrent très-abondantes et claires. En moins de trois semaines tous les accidens disparurent. Madame B. put rester couchée horizontalement dans tous les sens, reprit de l'appétit, jouit ensuite d'une bonne santé, en continuant assez irrégulièrement l'usage de la digitale pendant quelque temps encore; et elle vécut jusqu'à 86 ou 87 ans.

IXe. OBSERVATION.

Hydropisie de poitrine, par suite d'un saisissement causé par le froid et l'humidité, avec guérison, chez une personne de 78 ans.

M^r. Lacroix, propriétaire à Sassenage, âgé de soixante-dix-huit ans, et ayant eu, l'année d'auparavant, une fièvre tierce pernicieuse dont il avait été guéri par le quinquina, vint à pied à Grenoble, dans le mois de mars 1809, par un temps très-froid et humide. Il se retira très-fatigué, et avec de violens frissons qui durèrent quelques jours. Bientôt il fut atteint d'un malaise général, d'oppression et d'un point fixe à la partie antérieure de la poitrine. Il revint à la ville pour me consulter. Il ne respirait qu'avec beaucoup de peine, surtout quand il fallait monter un plan incliné ou des escaliers ; il ne pouvait rester dans son lit qu'en ayant les épaules et la tête relevées. Commencement d'engorgement aux extrémités inférieures, urines rares et briquetées ; point de fièvre, ni d'apparence d'aucune autre affection des viscères. Je crus reconnaître à ces signes un hydrothorax assez avancé, et je prescrivis des pilules d'un grain d'extrait de scille, d'un grain de digitale pourprée, et d'un grain de camphre, pour en prendre d'abord une, ensuite trois par jour, avec une tisane de chiendent et de pariétaire nitrée. Ces pilules fatiguèrent constamment le malade, et lui firent éprouver des douleurs et des tiraillemens d'estomac : ce qui m'engagea à les suspendre. L'enflure des extrémités inférieures était considérablement augmentée jusqu'au ventre ; et les mains, ainsi que les avant-bras, commençaient aussi à s'engorger, de même que les paupières et le visage. L'oppression et les anxiétés devenaient très-pénibles; et M. Lacroix, ne pouvant plus rester au lit, était obligé de passer la nuit comme le jour , assis sur une chaise élevée.

Convaincu que la fatigue et l'irritation de l'estomac étaient occasionées par la scille ou par la digitale, je voulus éprouver ces deux remèdes séparément, et je commençai par supprimer la scille. De nouvelles pilules furent composées avec un grain de digitale et un grain de camphre. Elles ne causèrent aucune fatigue , et augmentèrent de suite la sécrétion des urines , effet qu'elles n'avaient point produit auparavant. Le malade en prit progressivement jusqu'à six par jour, pendant près d'un mois; les ayant interrompues plusieurs fois par dégoût et par indocilité. Les urines coulèrent toujours en très-grande abondance. L'enflure disparut entièrement, ainsi que l'oppression ; et M. L. fut parfaitement rétabli. Depuis lors il ne cessa de se livrer à ses occupations ordinaires, d'aller fréquemment à la ville à pied, et de jouir encore d'une bonne santé pendant plusieurs années.

X^e. Observation.

Hydropisie de poitrine , se masquant sous les symptômes d'un asthme très-grave , à marche pernicieuse intermittente , et promptement dissipée.

Un domestique de M^r. le Comte de M....., âgé de soixante-six ans, et d'une constitution pléthorique , éprouva tout à coup pendant la nuit, en avril 1809, des accès terribles d'oppression, avec face bouffie , presque violette , pouls faible, mou et point fébrile ; anxiété extrême et toutes les extrémités froides. Ces accidens furent dissipés par des vésicatoires aux jambes , des sinapismes aux pieds , et une potion antispasmodique musquée. Mais, le sixième jour, ils reparurent avec une marche intermittente , se renouvelant chaque jour , d'abord dans l'après-midi, puis dans la matinée, avec un pouls à peu près naturel pendant les intervalles, et des urines rouges. Ces accès furent très-affaiblis par le quinquina associé aux antispasmodiques , et qui paraissant irriter un peu l'estomac , fut suspendu , après avoir dissipé les symptômes les plus graves qui pouvaient devenir funestes d'un jour à l'autre. Deux applications de sangsues sur la poitrine contribuèrent aussi à apaiser les accidens.

Après une alternative de mieux et de plus grande fatigue, pendant trois semaines environ, l'oppression redevint plus forte, avec un commencement d'enflure aux jambes et altération de la face, marquée par des traces livides ou rougeâtres. Le malade ne pouvait rester dans son lit; et le sommeil qu'il ne goûtait plus que sur un fauteuil, était très-pénible, interrompu par de fréquens réveils en sursaut, et quelquefois avec des rêves effrayans.

Ne doutant plus de l'existence d'un épanchement déjà considérable dans la poitrine, je prescrivis des pilules d'un grain de poudre de digitale pourprée, et d'un grain de camphre, incorporés avec un peu d'extrait de genièvre, pour en prendre deux le premier jour. Mais ce jour-là même le malade en prit cinq par l'inadvertance de sa garde. La nuit fut beaucoup moins pénible que les précédentes, et il survint une plus grande quantité d'urine, avec un sédiment de bonne qualité. Le lendemain, diminution très-sensible de l'oppression, face meilleure, urines abondantes. Les jours suivans, continuation de la digitale, jusqu'à la dose de douze grains par jour. Disparition de tous les accidens et de l'enflure des extrémités ; urines toujours très-copieuses. Le malade se promène fréquemment dans sa chambre sans fatigue ni oppression, et dort paisiblement une grande partie de la nuit dans son lit qu'il n'est plus obligé de quitter. Bientôt il sort, se promène une partie de la journée, cesse de prendre des pilules, et se livre à son goût pour le vin. L'oppression et l'enflure des extrémites reparaissent, et sont de nouveau dissipées par la digitale, à deux reprises différentes. De nouvelles imprudences et des excès de vin ramenèrent chez cet homme un état d'irritation et de gêne dans la respiration, ce qui l'obligea d'entrer à l'hospice civil, afin de ne pas rester seul chez son maître qui partit pour Paris.

XIe. Observation.

Hydropisie de poitrine, s'annonçant avec des accès réguliers de symptômes nerveux, graves, et devenant alarmante : guérison.

Le S^r. Ramel, propriétaire à Domène, âgé de cinquante-sept ans, d'un tempérament robuste, mais ayant abusé de ses forces et de ses facultés, fut atteint, dans le courant d'avril 1813, de gêne de la respiration, et d'un état d'anxiété dans la poitrine et dans la région épigastrique. Une toux fréquente et souvent accompagnée de soulèvemens d'estomac, amenait par l'expectoration une assez grande quantité de mucosités plus ou moins épaisses. Bientôt le malade ne put plus rester dans son lit qu'avec beaucoup de peine ; et, quoiqu'il fût d'ailleurs sans fièvre , les symptômes devinrent plus intenses. Ils se manifestaient principalement le soir, pour ainsi dire tout à coup , et à peu près à la même heure. L'état de fatigue et d'anxiété était alors porté à un point extrême, et durait une bonne partie de la nuit. Je crus entrevoir un épanchement dans la poitrine ; mais à raison de l'état nerveux ou spasmodique qui dominait évidemment, cet homme étant d'ailleurs très-irritable, je me bornai à prescrire une potion antispasmodique énergique, pour être prise au début des accès.

Les premières doses de cette potion dissipèrent promptement les accidens. Ramel reposa le reste de la nuit, et fut beaucoup mieux le lendemain, toute la journée, quoique éprouvant toujours un peu d'oppression. La nuit suivante, même accès et même effet de la potion. Le lendemain, accès pareil et effet beaucoup moins sensible du remède , sur lequel on insista plus fortement pendant deux jours encore, sans succès. Le malade devint beaucoup plus oppressé ; il ne pouvait plus rester dans son lit où il éprouvait des suffocations continuelles ; ce qui l'obli-

geait de passer une grande partie de la nuit et
toute la journée assis, et cherchant à jouir conti-
nuellement d'un air frais et renouvelé. Les pieds,
les jambes et les mains étaient œdématiés, et l'enflure faisait des progrès rapides.

L'on ne pouvait plus douter de l'existence
d'un épanchement considérable dans les cavités
thorachiques ; j'en fus convaincu par la percussion qui ne me présenta qu'un son mat sur
les parties latérales inférieures de la poitrine,
surtout du côté gauche, où le son était plus mat
encore, et s'étendait postérieurement jusqu'au
niveau du milieu de l'omoplate. La face était d'un
rouge livide, bouffie ; l'anxiété très-grande,
le pouls serré, gêné et irrégulier, sans être
fébrile, les urines rouges, peu copieuses et
rares.

Je prescrivis des pilules de poudre de digitale, qui ne produisirent aucun effet, le premier et le second jour, relativement aux urines ;
il survint des vertiges et des éblouissemens assez
pénibles, qui ne firent pas suspendre le remède,
parce que j'avais déjà vu que ces accidens se
dissipaient d'eux-mêmes, à mesure que l'économie s'habituait à l'impression de la digitale.
Le troisième jour, elle commença à rendre la
sécrétion des urines plus considérable ; et, quoique le nombre des pilules fût augmenté pro-

gressivement , les accidens dont je viens de parler disparurent. Les urines devinrent plus abondantes chaque jour; l'œdématie des extrémités et de la face se dissipa; et, dix jours après, il ne restait plus au malade qu'un état de faiblesse, que la nourriture fit bientôt disparaître.

Au bout de six semaines environ, l'oppression et l'œdématie des extrémités reparurent par suite de diverses imprudences, et de plusieurs courses que le malade fit dans ses champs. Les pilules de digitale dissipèrent de nouveau ces accidens , qui ne revinrent plus, au moyen d'un régime et d'un genre de vie mieux observés , ainsi que de l'usage de la digitale continué encore pendant quelque temps , en diminuant progressivement les doses.

XIIᵉ. Observation.

Hydropisie de poitrine , survenue rapidement par suite d'affection morale et de mouvemens de colère , avec un danger imminent ; guérison prompte.

On peut donner à cette hydropisie de poitrine le nom d'hydrothorax aigu, à cause de la rapidité de son développement, et de l'état fébrile qui l'accompagna , lequel ne fut que le résultat d'une irritation soudaine, ou d'un trouble nerveux considérable sans inflammation.

La femme Sorel , âgée de quarante ans environ , et d'une constitution replette , fut atteinte, pour ainsi dire subitement , d'une forte oppression, paraissant tenir à un état de spasme violent , produit par des émotions vives et des mouvemens de colère. Le pouls était fréquent, fébrile et serré ; la gêne de la respiration considérable , et la malade ne pouvait se tenir dans son lit que sur son séant et la tête très-relevée. Je ne prescrivis d'abord que des bains de jambes avec la moutarde , des potions calmantes et de l'eau de veau avec des fleurs de tilleul. Je fus deux jours sans voir cette femme. Les moyens employés n'avaient produit aucun soulagement sensible. Quand je la revis , elle était dans un état extrêmement pénible et alarmant ; ne pouvant presque plus respirer, ayant la face d'un rouge livide, les yeux éteints, et les extrémités inférieures très-enflées , ainsi que les mains. Cette enflure faisait des progrès à vue d'œil sur tout le corps , malgré deux vésicatoires appliqués aux jambes, et qui rendaient beaucoup de sérosité sans aucun soulagement. La percussion de la poitrine n'eut pour moi qu'un résultat douteux , à cause de la grande quantité de graisse qui la recouvrait. Je prescrivis de suite des pilules d'un grain de poudre de digitale, avec demi-grain d'extrait de scille, et j'en fis prendre deux dans l'espace de quelques heures. Vers le soir , la malade éprouvait déjà un soulagement très-manifeste , au grand étonnement des assistans, qui croyaient qu'elle ne passerait pas la nuit.

Le lendemain, le soulagement fut plus considérable encore : les urines coulèrent très-abondamment et toutes les heures au moins. La dose de la digitale fut augmentée d'un grain chaque jour; et , vers le quatrième , il n'y avait, pour ainsi dire, plus d'oppression. L'enflure disparut rapidement, et , au bout de dix jours , cette femme se trouva parfaitement rétablie.

Environ un mois après , les mêmes causes ramenèrent un peu d'oppression avec une vive douleur vers le sein gauche. Un vésicatoire appliqué près de cette partie , une boisson adoucissante et une potion antispasmodique suffirent pour dissiper ces symptômes qui ne se reproduisirent plus.

XIIIe. Observation.

*Hydropisie de poitrine , par faiblesse de tem-
pérament , promptement dissipée.*

M. B...., âgé de trente-six ans environ, d'une
constitution grèle et délicate , avait été atteint
d'un commencement de consomption dorsale,
dont je l'avais guéri par un traitement tonique et un régime analeptique. Il éprouva ensuite , sans autre cause déterminante bien manifeste que la faiblesse habituelle de sa constitution , une oppression continuelle , qui était
plus forte lorsqu'il marchait un peu vite, ou
qu'il montait un escalier. Le pouls était à
peu près naturel et régulier. Bientôt cette oppression augmenta : le malade éprouvait une
douleur sur le côté gauche de la poitrine. Un
vésicatoire appliqué sur cette partie , et une
potion antispasmodique dissipèrent cette douleur en peu de jours ; mais la gêne de la respiration continua avec plus de force. M. B. ne
pouvait plus rester couché qu'en ayant le tronc
et la tête très-relevés. Il se manifesta de l'enflure autour des malléoles, puis aux jambes.
La percussion n'offrit qu'un son mat sur toute
la moitié inférieure du côté gauche de la poitrine. Comme cet épanchement ne se formait que

lentement , les signes plus particuliers à l'hydropisie de cette cavité étaient peu sensibles.
Des pilules de digitale et d'extrait de scille ,
comme les précédentes , commencèrent à diminuer l'oppression dès le second jour, par des
évacuations fréquentes et copieuses d'urine.
L'enflure des extrémités disparut en peu de
jours ; et le dix-septième depuis ma première vi-
site , le malade fut rétabli , ne conservant qu'un
peu de faiblesse, en raison de son tempérament.

XIVe. OBSERVATION.

*Hydropisie de poitrine , prise d'abord pour
une affection des viscères du bas-ventre , et
traitée comme telle ; guérison.*

Dans l'automne de 1817 , je fus appelé à
Tencin, pour la dame Bourgeat , malade depuis
quelques mois. Un état habituel de faiblesse ,
de malaise, la forçait de se mettre fréquemment sur son lit dans la journée , et elle était
obligée d'y avoir la tête très-relevée pour respirer plus à son aise. Le visage était terreux,
un peu bouffi ; les jambes et les cuisses un peu
gorgées, et le ventre boursouflé, mais ne pré-
sentant pas de signes d'engorgement dans les
viscères. Le pouls, sans être fébrile , était un peu
fréquent , concentré , avec quelques irrégula-

rités. La poitrine n'offrit à la percussion qu'un son très-obscur dans ses parties latérales, et à la moitié environ de leur hauteur.

La malade , traitée pour des obstructions dans le bas-ventre , était à l'usage de différentes tisanes diurétiques , des purgatifs et d'autres remèdes qui ne faisaient, pour ainsi dire, que la fatiguer davantage , et l'oppression augmentait de jour en jour. D'après la relation que l'on m'avait faite de son état , et de cette gêne de la respiration , j'avais soupçonné un épanchement dans la poitrine ; et, à raison d'un éloignement de quatre lieues de la ville, je m'étais muni de pilules de digitale composées comme les précédentes. J'en fis prendre de suite une à à la dame B... , avec recommandation de lui en donner deux le lendemain, puis trois et quatre; et de me rendre compte alors de sa situation. Son mari vint, le sixième jour, m'apprendre qu'elle se trouvait beaucoup mieux ; qu'elle rendait une très-grande quantité d'urine, et se sentait beaucoup moins oppressée. Il emporta de nouvelles pilules que la malade continua pendant quelques jours encore, et elle se trouva délivrée de tous les accidens qu'elle avait éprouvés. Elle vint ensuite elle - même me consulter pour un reste d'indisposition, qui ne présentait plus d'apparence d'épanchement dans la poitrine , mais

plutôt un état de faiblesse et de mauvaise disposition des organes digestifs. Elle avait d'ailleurs repris un teint naturel et de la gaieté.

<hr>

XVe. OBSERVATION.

*Hydropisie de poitrine , par suite d'affection
catarrhale , dissipée chez une personne de
quatre-vingt-huit ans.*

Madame B...., âgée de quatre-vingt-huit ans,
demeurant rue Sainte-Marguerite, à Paris , et
ayant joui d'une fortune honnête , se trouvait
réduite par les évènemens à une grande détresse.
Dans le mois de mars 1820, elle fut atteinte
d'une fièvre catarrhale , avec une toux violente
et des redoublemens de fièvre tous les soirs ; ce
qui dura pendant près d'un mois avec la même
force à peu près , et se dissipa ensuite assez
promptement , sans autres remèdes que des tisanes adoucissantes ordinaires. Mais les pieds s'en-
flèrent de suite , puis les jambes , et la respiration était en même temps un peu gênée. La
malade sentait une douleur sourde à la partie
inférieure des deux côtés de la poitrine , principalement à gauche , et la douleur de cette
partie augmenta progressivement. L'enflure gagna
les cuisses , et la respiration devint de plus en
plus pénible. Appelé pour la voir , vers le com-

mencement de juillet, je la trouvai extrêmement oppressée, ne pouvant rester dans son lit
qu'à l'aide de trois oreillers, et préférant passer
une grande partie de la nuit assise dans un fauteuil. Les jambes et les cuisses étaient extrêmement enflées, ainsi que toute la partie inférieure
du ventre, et il y avait un gros bourlet autour
des reins. La main et l'avant-bras gauches étaient
aussi œdématiés. Les deux tiers inférieurs du
côté gauche de la poitrine ne fournissaient qu'un
son très-mat. Les urines étaient rares, en petite
quantité, fréquemment rouges et bourbeuses.
Il n'y avait pas de fièvre, mais le pouls était un
peu vif, avec de fréquentes irrégularités.

L'épanchement dans la cavité gauche de la
poitrine étant manifeste, je mis la malade à
l'usage des pilules de digitale. Dès la fin du
second jour, les urines coulèrent plus abondamment, et il y eut un soulagement très-sensible
dans la respiration. Lorsque la digitale fut portée à quatre grains par jour, l'enflure et l'oppression diminuèrent rapidement, par un écoulement toujours plus considérable des urines, et
le pouls devint naturel et régulier. Au bout de
dix jours, la malade put rester couchée avec
un seul oreiller, comme en état de santé.
Le côté gauche de la poitrine offrit un son naturel.

Madame B...., n'éprouvant presque plus d'oppression, commençait à se promener dans sa
chambre avec plaisir et sans fatigue ; et comme
elle se sentait l'estomac affaibli, l'usage de la
digitale fut suspendu. Bientôt l'oppression et
l'enflure des extrémités, qui étaient à peu près
entièrement dissipées, reprirent de l'accroissement. Nous revînmes aux pilules, et les accidens
disparurent de nouveau. Il ne restait qu'une
légère bouffissure dans le haut des cuisses et sur
les reins. Le rétablissement manifeste de la malade, à un âge aussi avancé, étonnait les per-
sonnes qui, quelques jours auparavant, l'avaient
vue considérablement enflée, constamment hale-
tante, et menacée à chaque instant d'être suffo-
quée. Mais, pour consolider ce rétablissement,
il fallait à madame B. une bonne nourriture
journalière et un peu de contentement, avantages dont la privait sa malheureuse position que
partageait son mari, malgré quelques secours
qui leur étaient donnés, et auxquels un reste
d'amour-propre les faisait répugner de recourir.
Son grand âge, cinq mois de maladie, le chagrin et les privations qu'elle éprouvait, en taris-
sant chez elle les ressources de la nature, ne
lui permirent pas de jouir long-temps de sa guérison, qui était moins un véritable bienfait pour
elle, qu'un triomphe de plus pour le nouveau

remède, relativement à l'hydropisie de poitrine.

Les observations que je viens de rapporter peuvent sans doute suffire pour constater les précieux avantages, et la propriété presque spécifique de la digitale pourprée contre les hydropisies de poitrine : avantages et propriété que nul autre remède, connu jusqu'à présent sous le nom de diurétique, ne peut offrir au même degré. Déjà l'usage de ce remède commence à se répandre, et j'ai la satisfaction d'avoir contribué à le propager par les observations que j'ai adressées à la Société de médecine de Paris. C'est d'après la publication des faits rapportés dans ces observations, que monsieur Bousquet, médecin de Paris, très-instruit, m'a dit avoir employé la digitale dans le cas suivant.

XVIe. Observation.

Hydropisie de poitrine très-grave, prise d'abord pour une maladie du foie, et traitée comme telle ; guérison prompte.

Un homme, âgé de quarante-cinq ans, malade depuis deux ans, avait été traité par plusieurs médecins, tantôt pour une affection, tantôt pour une autre, et en dernier lieu, pour une maladie du foie. Lorsque monsieur Bousquet le vit, ce malade ne s'était pas couché depuis

six mois, à cause de l'oppression qui le tour-
mentait. Il ne pouvait dormir que sur un fauteuil ; et il éprouvait avec les symptômes graves
que j'ai décrits dans les observations précédentes, des lipothymies ou défaillances fréquentes,
et des palpitations de cœur presque continuelles.
M. Bousquet se convainquit de l'existence d'un
épanchement considérable dans les cavités de
la poitrine, surtout du côté gauche. Il prescrivit, pour le premier jour, deux pilules d'un
grain de poudre de digitale, deux grains de camphre et un demi-grain d'extrait de scille. Dès
le soir même, il commença à s'écouler une
grande quantité d'urine, qui fut suivie d'un
soulagement très-manifeste. Les pilules, conti-
nuées au nombre de quatre seulement par jour,
jusqu'au dixième, dissipèrent progressivement
tous les accidens, et bientôt le malade commença à se livrer à ses occupations ordinaires.

C'est aussi d'après les faits que j'avais publiés,
que M. Delaporte, médecin à Vimoutiers (Orne),
qui les cite relativement à une circonstance
analogue, commença à employer la digitale
dans le cas suivant, dont il adressa l'observation à la Société de médecine de Paris, en
mars 1821, et sur laquelle cette Société me
chargea de lui faire un rapport.

XVIIe. Observation.

Hydropisie de poitrine très-alarmante, paraissant être le résultat de l'abus des liqueurs fortes ; guérison.

Monsieur J......, âgé de soixante ans, et se livrant, par une sorte de nécessité, à l'usage immodéré de l'eau-de-vie, présentait les symptômes suivans : figure terreuse et bouffie, vergetures sanguines des pommettes, couleur violette des lèvres, difficulté de respirer excessive, impossibilité de rester dans le lit, quintes de toux fréquentes et violentes, palpitations fortes du cœur et suffocation imminente ; les pieds, les jambes et toute l'extrémité supérieure gauche considérablement œdématiés ; les parois thorachiques un peu empâtées, et celle du côté gauche plus développée que la droite ; enfin, sensation éprouvée par le malade, dans certains mouvemens du corps, d'un bruit de fluctuation à la base de la poitrine.

M. Delaporte prescrivit des pilules de deux grains de digitale et autant de camphre, incorporés dans un peu d'extrait de trèfle d'eau. Dans la première quinzaine de l'usage de ces pilules, les symptômes les plus graves diminuèrent considérablement, sous des évacuations copieuses d'urine ; et, au bout de six semaines, le malade put commencer à se livrer à ses occupations ordinaires.

« Jamais guérison ne me surprendra davan-
» tage, » ajoute M. Delaporte, dans les réfle-
xions qui terminent son observation. Sans doute de semblables guérisons ont de quoi surprendre ; et elles sont pour le médecin la source de la satisfaction la plus douce qu'un homme puisse éprouver, celle d'arracher son semblable à une mort imminente, et de posséder le moyen d'en préserver d'autres.

On pourrait peut-être attribuer aux autres substances qui lui étaient associées, une grande partie des effets des pilules de digitale adminis-trées aux malades dont nous avons parlé ; mais nul médecin n'a certainement jamais obtenu d'au-cune de ces substances des effets aussi prompts, et aussi constans que ceux que produit la digi-tale ; même de l'oignon de scille, le plus accrédité de tous les remèdes administrés jusqu'à présent contre les hydropisies, et dont j'ai déjà parlé, page 7. Néanmoins il arrive quelquefois que le remède le plus efficace a besoin, pour agir sûre-ment, d'être uni à quelqu'autre substance ana-logue et auxiliaire ; ainsi le camphre, qui n'a point une vertu proprement diurétique, associé à la digitale, contribue à calmer l'irritation qui domine dans le système ou dans un appareil d'organes. Cette nécessité d'association de remèdes, qui se présente assez communément, jointe à l'habitude trop enracinée, et souvent reprochée aux médecins de ne savoir ordonner qu'un plus ou moins grand nombre de substances dans la même formule, fait que l'on a, jusqu'à présent, associé ordinairement à la digitale d'autres médicamens dont l'usage était consacré, et dont elle peut certainement se passer.

DEUXIÈME PARTIE.

DES PALPITATIONS DU CŒUR,

Traitées avec succès par la digitale pourprée.

LES palpitations du cœur sont des maladies d'autant plus fréquentes, que l'extrême civilisation produisant malheureusement parmi nous un accroissement progressif de luxe et d'ambition dans toutes les classes, et une tendance aux secousses politiques, elles trouvent sur la brillante scène sociale, comme dans les réduits obscurs, une source féconde de causes diverses.

Quoique le cœur ne soit point le centre des sensations et des émotions internes, mais bien les plexus ou ganglions nerveux de la région épigastrique, le cœur n'en devient pas moins le siége des affections maladives, par suite du trouble dans les fonctions de ces plexus nerveux, ou de ce que l'on nomme communément la *sensibilité*. Tout ce qui peut l'affecter péniblement, et même agréablement, d'une manière brusque dans ce dernier cas ; brusque ou lente et concentrée dans le premier, tend à porter le trouble dans ces plexus nerveux épigastriques et dans les nerfs du cœur qui sont très-nombreux ; par conséquent dans les mouvemens de cet organe. Ceci suffira pour l'exposition des causes morales des palpitations du cœur ; et il n'est personne qui ne puisse bien se rendre compte des effets de ces diverses impressions produites par une joie subite, par le chagrin, par des mouvemens de colère , etc. etc.

Les causes physiques ou matérielles des palpitations du cœur sont, une jetée sur cet organe ou sur ceux qui l'avoisinent, des affections goutteuse , rhumatismale , catarrhale , dartreuse ; de la gale , de la petite-vérole , de la rougeole , etc. Ces causes tendent à donner à la maladie un caractère beaucoup plus dangereux , en produisant une inflammation sourde ou aiguë du cœur; et à la rendre beaucoup moins susceptible de céder à la seule administration de la digitale , quoique, dans quelques-unes de ces circonstances , elle ait suffi pour dissiper complètement les accidens, comme je le démontrerai.

C'est principalement dans les palpitations nerveuses, simples ou même compliquées, sans lésion organique grave, que l'on peut se promettre , sinon toujours, du moins très-fréquemment, un succès certain de l'emploi de la digitale pourprée , lorsque les autres remèdes ont été administrés inutilement. En dissipant des accidens qui ne paraissent pas encore très-alarmans, elle en prévient de graves qui tendent à devenir funestes.

On voit beaucoup d'enfans de l'un et l'autre sexe, atteints de palpitations, quelquefois sans autre cause bien manifeste qu'une certaine délicatesse ou faiblesse de constitution, qui fait prédominer la susceptibilité nerveuse ; et bien souvent elles sont dues au vice funeste si commun chez les enfans ; d'autres fois à une application à l'étude au-dessus de leurs forces.

Les palpitations du cœur s'étendent plus ou moins, à droite ou à gauche de cet organe, selon que l'un ou l'autre de ses ventricules est le siége de l'affection ; et avec des battemens plus ou moins forts, élevés et rapides, suivant le degré de cette affection. Le seul aspect des malades indique ordinairement la maladie, par le soulèvement plus ou moins considérable des vêtemens qui recouvrent la poitrine, et par un état de malaise, de gêne et d'anxiété, empreint sur la physionomie. Le pouls est irrégulier, intermittent, et ses pulsations parfaitement en rapport avec les battemens du cœur. Quelquefois, en approchant l'oreille de la paroi thorachique, on entend un bruit sourd ou plus ou moins sec, produit par l'embarras que le sang éprouve à sortir des cavités du cœur, ou par la force même des pulsations. D'autres fois les palpitations, quoique plus concentrées, et ne se manifestant pas

par des battemens aussi forts et tumultueux, n'en
sont pas moins pénibles, et méritent également
de fixer l'attention.

Il ne faut pas confondre les palpitations du
cœur avec celles que l'on remarque fréquemment au-dessous et un peu à gauche de l'estomac,
lesquelles partent de l'artère ou tronc cœliaque,
et s'observent plus particulièrement chez les per-
sonnes hypochondriaques et mélancoliques, sans
être dangereuses.

Les palpitations ne sont pas toujours continuelles ; on y remarque assez souvent des intermittences ou des rémissions plus ou moins longues ; mais elles reviennent facilement par les
moindres émotions, ou par des mouvemens un
peu brusques.

Elles s'accompagnent toujours d'une gêne de
la respiration plus ou moins considérable ; et
quand elles sont fortes, d'un état d'anxiété pénible. L'enflure des extrémités ne survient que
lorsque les palpitations existent avec un épanchement dans les cavités de la poitrine ou dans
le péricarde.

Enfin, les palpitations et les accidens qui les
accompagnent sont quelquefois tels, que l'on
croit avoir à faire à un anévrisme du cœur, et
que l'on est étonné de les voir dissipées assez
promptement par la digitale, ainsi qu'on le

verra dans quelques-unes des observations suivantes.

XVIIIe. OBSERVATION.

Palpitations du cœur, survenant avec une fièvre catarrhale ; guérison.

M. Léchère, étudiant au petit séminaire de Grenoble, et âgé de quatorze ans, fut atteint, dans le mois de mars 1815, d'une fièvre catarrhale, avec apparence de gastricité. Dans le courant de la maladie, il se manifesta des palpitations vives, fréquentes et tumultueuses au cœur, avec un pouls serré, fébrile et très-irrégulier. L'affection catarrhale étant à peu près jugée au bout de quinze jours, les palpitations persistèrent avec la même force ; le pouls restant serré, vif et irrégulier, avec des anxiétés et de l'oppression au moindre mouvement. Je me déterminai à faire usage de la digitale contre cette affection, parce que, l'ayant donnée dans une circonstance où un ensemble de symptômes paraissait annoncer un épanchement de sérosité dans la poitrine, avec fièvre, toux vive, fréquente et des palpitations, elle n'avait produit d'autre effet que de diminuer très-sensiblement ces palpitations, ainsi que la toux et la fièvre, sans diminuer l'oppression et l'enflure, qui tenaient, selon toutes les probabilités, à des lésions organiques hors de la portée des remèdes. Notre jeune malade prit donc des pilules d'un grain de poudre de digitale et d'un grain de camphre, qui furent portées progressivement jusqu'à six dans la journée. Les palpitations commencèrent à diminuer dès le second jour, et s'affaiblirent journellement de plus en plus. Le jeune homme se retira dans sa famille, où il acheva de se rétablir complètement, en continuant pendant quelque temps encore l'usage de ces pilules.

XIXe. Observation.

Palpitations du cœur, paraissant n'avoir pour cause que l'application à l'étude ; guérison.

M. Berlioux, étudiant au même séminaire, à peu près du même âge que le précédent, et très-appliqué au travail, commença à éprouver des palpitations au cœur, avec de l'irrégularité dans le pouls, sans signe d'aucune autre affection dans tout le système. Avant d'administrer la digitale, je voulus employer d'autres moyens, pour bien savoir à quoi m'en tenir, relativement aux uns et aux autres. Un vésicatoire appliqué à la cuisse gauche, des bains de jambe avec la moutarde, le petit-lait et différens antispasmodiques semblèrent diminuer un peu les palpitations ;

mais au bout de peu de jours, le jeune homme retourna dans sa famille, où il continua à se trouver mieux, sans être entièrement délivré de ces accidens. Vers la fin de l'automne, il revint prendre le cours de ses études, et ses palpitations recommencèrent bientôt à devenir plus fortes, avec des intermittences fréquentes dans le pouls, et un état d'anxiété pénible dans les moindres mouvemens. Une saignée, des bains de jambes, le petit-lait et les antispasmodiques n'ayant produit aucun effet sensible, j'en vins à la digitale dont les premières doses commencèrent à rendre les mouvemens du cœur plus réguliers. En augmentant d'un grain journellement la dose du remède, les palpitations furent à peu près entièrement dissipées au bout de quinze jours. Il paraît que cette affection était produite par l'application de ce jeune homme à l'étude dont on pouvait difficilement le distraire. Après avoir pris la digitale pendant quelques jours encore, et ne se sentant plus fatigué, il ne voulut pas la continuer. Comme il éprouvait des chaleurs intérieures, je terminai le traitement par l'usage du petit-lait pendant quelques jours. Ce jeune homme ne ressentit plus que par intervalles quelques légers battemens de cœur un peu plus fréquens, même en se livrant aux exercices des autres élèves.

XXe. Observation.

Palpitations, avec toutes les apparences d'un anévrisme du cœur ; guérison et rechute funeste survenue accidentellement.

Madame M...., âgée de trente-sept à trente-huit ans, grande, bien faite, et douée d'une sensibilité extrême, avait perdu sa mère depuis six ans environ, d'une maladie semblable à celle qu'elle éprouvait elle-même, c'est-à-dire, de palpitations et de gêne dans la respiration, avec œdématie aux extrémités inférieures ; affection que le médecin de cette malade avait dit être une lésion organique du cœur.

Après avoir éprouvé en 1810 des regorgemens de sang considérables, avec une grande gêne de la respiration, qui furent dissipés à deux reprises différentes par des moyens appropriés, la menstruation étant d'ailleurs régulière, madame M. resta, pendant deux ans au moins, dans un état de bien-être soutenu, par l'effet de l'air de la campagne, d'un régime végétal et de l'usage du lait.

En 1813, étant revenue à la ville où elle éprouvait différens sujets d'inquiétude, elle fut atteinte de palpitations violentes et continuelles, avec un pouls très-irrégulier. En appliquant la main sur la région du cœur, on sentait des pulsations larges, fortes, tumultueuses, avec un soulève-ment considérable des parois correspondantes. La gêne de la respiration était extrême; et à peine la malade pouvait-elle rester quelques instans dans son lit sans éprouver des suffocations. Elle était dans un état d'anxiété continuelle, et se sentait très-faible. La menstruation continuait à être régulière. Il survint aux pieds et aux jam-bes une œdématie qui fit des progrès rapides en peu de jours.

La percussion de la poitrine offrait partout un son net, mais douteux, ou plutôt obscur, sur la région du cœur. Les urines étaient rares, en petite quantité, à peu près naturelles; le teint encore assez bon, et la malade prenait quelques alimens avec plaisir.

L'ensemble de ces symptômes, et surtout la nature des palpitations, me firent croire à l'exis-tence d'une lésion du cœur, c'est-à-dire, d'une dilatation considérable de l'un de ses ventricules, plus particulièrement du gauche, ou d'un ané-vrisme actif de cette cavité. Je soupçonnai aussi un commencement d'épanchement dans le péri-carde, quoique la face ne fût point bouffie, et ne présentât pas les signes ordinaires dans ce cas, mais bien une empreinte d'anxiété et de consternation.

Quoique je n'eusse pas d'espoir de guérir une semblable maladie, j'espérais cependant obtenir quelque résultat plus ou moins avantageux de l'usage de la digitale pourprée, soit comme sédative des mouvemens désordonnés du cœur, soit comme diurétique, en raison de l'infiltration des extrémités et de l'épanchement qui pouvait se former dans le péricarde. Ainsi je prescrivis des pilules d'un grain de la poudre des feuilles de cette plante, et d'un grain de camphre. La malade en prit d'abord une, et progressivement jusqu'à quatre par jour, sans éprouver le moindre inconvénient, ni aucun effet relativement aux urines qui étaient toujours aussi rares ; mais il y avait une diminution sensible dans l'oppression et dans les palpitations. Lorsque le nombre des pilules fut porté à six par jour, ces symptômes diminuèrent plus sensiblement encore, et j'eus bientôt la satisfaction de les voir disparaître, pour ainsi dire, entièrement. La malade put rester facilement dans son lit ; elle reprit de la gaieté, et se promenait dans sa chambre sans en être fatiguée. Le pouls n'offrait plus d'intermittence, que lorsqu'elle avait fait des mouvemens plus forts, ou parlé un peu long-temps ; mais surtout, lorsque ses inquiétudes et ses idées tristes s'emparaient d'elle, ce qui lui arrivait fréquemment. L'œdématie des extrémités disparut, et il n'en resta que très-peu sur les pieds, sans augmentation sensible des urines, excepté deux ou trois fois.

Madame M. était depuis huit jours dans cet état de mieux très-manifeste, et elle se flattait, ainsi que moi, de l'espoir d'un véritable rétablissement, lorsqu'elle se sentit tout à coup l'épaule gauche saisie d'une douleur très-vive, qui se propageait le long du bras, avec engourdissement de cette extrémité, et avec rougeur et engorgement très-douloureux sur la main, qui furent bientôt dissipés par l'application de deux sangsues sur cette partie. Cette nouvelle affection avait bien évidemment le caractère rhumatismal ; et la malade, qui n'y était point sujette d'ailleurs, crut ne pouvoir l'attribuer qu'à l'air froid et humide auquel elle s'était exposée pendant la nuit, lorsqu'elle était obligée, dans ses grandes fatigues, de sortir brusquement de son lit, et de se mettre à la fenêtre pour pouvoir respirer. La douleur abandonna l'extrémité supérieure gauche, et se porta sur la hanche et l'articulation de la cuisse droite. De là, elle se prolongeait transversalement sur le bas-ventre, où elle produisait comme une ceinture de douleur très-vive, avec la sensation d'un resserrement pénible.

Un pareil assaut d'irritation et de souffrances nouvelles se fit vivement sentir sur la poitrine ; l'oppression, les palpitations et les anxiétés reparurent avec autant de force pour le moins qu'auparavant, ainsi que l'enflure des jambes, avec des faiblesses et des angoisses fréquentes et alarmantes. Depuis trois ou quatre jours , la malade avait cessé ses pilules de digitale , qui tout à coup la fatiguèrent, soit par la répugnance qu'elles lui causaient, soit par une impression nouvelle que l'estomac pouvait en ressentir. Cette répugnance la porta à ne pas prendre d'autres pilules calmantes, que je prescrivis pour combattre les douleurs de la cuisse et du ventre , qui furent néanmoins sensiblement diminuées par un vésicatoire appliqué sur la cuisse droite. Mais madame M. s'affaiblissait, et depuis quelques jours, elle était beaucoup changée et maigrie. La face était altérée, le teint un peu plombé, les yeux comme frappés de stupeur, et les palpitations violentes ; la parole arrivait à peine sur les lèvres , et deux mots de suite ne pouvaient être prononcés, même faiblement, sans que l'anxiété et l'essoufflement ne fussent à leur comble. Je demandai une consultation, et l'on fit une nouvelle percussion de la poitrine, qui offrit partout un son net et clair , excepté sur la région du cœur où ce son était absolument mat. L'on crut donc à un anévrisme du ventricule gauche du cœur, et à un épanchement dans le péricarde. Comme la digitale, en substance et sous forme de pilules, paraissait avoir fatigué l'estomac, dans les derniers jours que la malade en avait pris, il fut décidé qu'on la donnerait en teinture, associée à d'autres substances appropriées. Mais, quelques instans après notre consultation, madame M. éprouva une crise terrible avec défaillance, angoisses et face décomposée. Une cuillerée seulement de la nouvelle potion, prise avec peine, ne fit qu'augmenter la fatigue. Cet état se prolongea pendant trois jours encore, avec quelques alternatives de fatigue moins considérable, mais avec augmentation de la faiblesse, par un relâchement subit des intestins, et des évacuations fréquentes, qui furent vainement combattues. Cette scène douloureuse, après un espoir si bien fondé, se termina par un épuisement absolu, par des battemens rapides, faibles et obscurs du cœur, par une profonde altération des yeux et de la face; et cette intéressante malade expira du moins sans de grandes souffrances. L'ouverture du corps, qui aurait offert beaucoup d'intérêt, ne put pas être faite.

Le bon effet que la digitale avait produit chez cette malade, la disparition, presque totale et en

peu de jours, de l'oppression, des palpitations,
de l'enflure, et qui faisait espérer une parfaite
guérison, sembleraient prouver que le cœur
n'était pas atteint d'un véritable anévrisme,
mais seulement d'une disposition à cette maladie,
ou d'un spasme violent et concentré sur cet organe, simulant parfaitement cette lésion, et
tendant à avoir le même résultat funeste. Il paraît évident que, sans l'invasion subite du rhumatisme aigu, et le trouble excessif que l'irritation générale, et les nouvelles souffrances dé-
terminèrent sur une partie qui avait déjà été si
fatiguée, la malade aurait pu recouvrer peu à
peu une bonne santé; ou du moins qu'elle aurait
poussé sa carrière beaucoup plus loin, en continuant par intervalles l'usage de la digitale, et
évitant tout ce qui tendait à la troubler.

XXIe. Observation.

*Palpitations ayant pour cause vraisemblable
une affection goutteuse, avec toutes les apparences d'un anévrisme du cœur ; guérison
prompte.*

M. Brisard, âgé de soixante ans, d'une constitution replette, et d'une grande sensibilité,
avait commencé, depuis trois ans, à ressentir,

par intervalles, de l'oppression lorsqu'il montait un escalier ou un plan incliné, et qu'il éprouvait quelque peine morale. A la même époque,
il avait eu une maladie assez grave, produite par
un transport de goutte sur l'estomac : il en avait
éprouvé depuis quelques années plusieurs accès
irréguliers, et les moyens que l'on employa
cette fois, l'appelèrent aux genoux. Depuis lors,
cette affection goutteuse ne se manifesta point
par des attaques sensibles ; mais le malade continua à éprouver de l'oppression qui, au commencement de 1815, augmenta beaucoup par
de vifs chagrins ; et elle devint à peu près continuelle. D'ailleurs, M. B. avait de l'appétit, et
dormait assez bien pendant la nuit.

Au mois d'octobre 1815, la gêne de la respiration se manifestait par la cause la plus légère ;
il survenait en même temps un état d'anxiété
pénible, des palpitations du cœur vives et tumultueuses, suivies d'une grande irrégularité
dans le pouls qui était serré et fréquent. Jugeant, au premier abord, que cette affection
était subordonnée à un état nerveux ou de spasme,
concentré sur le cœur, à raison de la grande
susceptibilité morale du malade, et des circonstances qui ne tendaient qu'à la renforcer, je
me bornai à prescrire des bains de jambes si-
napisés, des potions, des infusions antispasmo-

diques et du petit-lait, qui ne produisirent aucun effet sensible. Les attaques de palpitations et d'anxiété continuèrent avec beaucoup d'intensité , ce qui arrivait plus communément le soir, et durait une grande partie de la nuit. La percussion de la poitrine n'offrait un son mat que sur la région du cœur. Cette circonstance, l'absence de toute œdématie aux extrémités , les battemens violens , le pouls serré et très-irrégulier, avec des intermittences plus ou moins longues , tantôt après une , deux ou trois pulsations , tantôt après quatre ou cinq, me firent croire à un anévrisme du cœur , avec ossification des valvules aortiques, ou des concrétions dans le ventricule gauche. Cette opinion fut partagée par le médecin qui avait vu M. B., dans sa première maladie , et qui fut appelé en consultation dans cette circonstance. Huit sangsues appliquées à l'anus , diminuèrent sensiblement l'oppression et l'anxiété ; mais les palpitations du cœur et l'irrégularité du pouls persistèrent au même degré, et furent bientôt suivies d'une nouvelle anxiété aussi forte qu'auparavant , ainsi que de l'impossibilité de conserver une position horizontale. Alors nous prescrivîmes des pilules d'un grain de digitale, avec un tiers de grain d'extrait de ciguë et de jusquiame, et une tisane de camphrée de *Montpellier*. Les premières pilules diminuèrent les palpitations et l'irrégularité du pouls. Cette amélioration fit des progrès de jour en jour, par la continuation et l'augmentation graduée de ces pilules, qui rendirent en même temps la quantité des urines beaucoup plus considérable.

Enfin, au bout de dix jours, les palpitations, l'irrégularité du pouls et les autres symptômes disparurent entièrement; et M. B. fut parfaitement rétabli dans l'espace de trois semaines. Il recommença à se livrer à ses occupations ordinaires, et à faire tous les jours d'assez longues promenades à pied sans en être fatigué.

Chez le sujet de cette observation, vraisemblablement comme chez celui de la précédente, on voit qu'il n'y avait pas d'anévrisme du cœur, ainsi que nous l'avions cru; et que l'état de spasme violent et opiniâtre, fixé sur cet organe, était la seule cause des accidens. De semblables cas, pris et traités pour de véritables anévrismes, sont plus fréquens qu'on ne le pense; et la méprise dans cette circonstance ne serait qu'heureuse, si le traitement employé ne pouvait pas être très-préjudiciable. Je fournirai un exemple d'un cas analogue, où le traitement mis en usage pour l'anévrisme fut heureusement supprimé à temps.

XXIIe. Observation.

Palpitations violentes, par cause d'apparence rhumatismale ou goutteuse ; guérison.

Le sieur Chaumat de Gresse, dans les montagnes du Trième, âgé de 18 ans, vint me consulter dans le mois de mai 1815. Depuis plus d'une année, ce jeune homme avait commencé à éprouver de l'oppression et des palpitations du cœur. Il n'avait eu jusque-là d'autre maladie qu'un rhumatisme vague, ou une affection goutteuse sur les articulations, dont il croyait ne pouvoir attribuer la cause qu'à l'habitude de se coucher sur l'herbe, en allant visiter les troupeaux de son père, sur la montagne. Depuis quelque temps, l'oppression et les palpitations étaient devenues beaucoup plus fortes, surtout à la montée et à la marche. Je les trouvai, en effet, très-violentes, ainsi que les battemens des artères du cou, ou carotides, sans aucune enflure des extrémités ; et, ce qui est plus particulier, avec un pouls assez régulier et sans intermittences. La région du cœur n'offrait qu'un son mat, avec une douleur sourde. Ce son était net et naturel sur tout le reste de la poitrine : nul signe d'aucune autre affection, et le visage encore assez bon, quoique portant une impression de souffrance et d'anxiété. Ce jeune homme éprouvait constamment une gêne pénible de la respiration, et ne pouvait se livrer au moindre exercice, sans craindre d'être suffoqué. Il fut mis à l'usage des pilules de poudre de digitale et de camphre, composées d'un grain de chaque subtance. En huit jours il en prit trente, augmentant progressivement le nombre jusqu'à six par jour. Les accidens diminuèrent rapidement, et au bout de quelques jours encore, le malade repartit, n'ayant plus de palpitations, ni de battemens des carotides ; il ne lui restait que quelques légères irrégularités dans les pulsations du cœur. Il emporta cent pilules, voulant en avoir une provision, soit pour les continuer, soit pour les conserver et en reprendre au besoin, attendu qu'il se trouvait à un éloignement considérable de la ville.

XXIIIe. Observation.

Palpitations par suite d'affection catarrhale, et d'une grande susceptibilité nerveuse, avec apparence d'un commencement d'hydropisie de poitrine ; guérison.

Mademoiselle Vaufrède, institutrice, âgée de vingt-cinq ans, douée d'une grande sensibilité

nerveuse , et ayant toujours été bien réglée ,
avait commencé depuis deux ans à éprouver
des rhumes fréquens, avec une toux sèche, so-
nore et par quintes. La respiration devint aussi
très-gênée, surtout à la montée, avec des palpitations vives et fréquentes. La malade conservait d'ailleurs de l'appétit, avait même des be-
soins de manger presque continuels, et dormait
assez bien la nuit, mais avec un râlement pénible de la poitrine.

Ces symptômes , devenus beaucoup plus forts
depuis trois mois par l'effet d'un refroidisse-
ment essuyé dans une course, s'accompagnaient
d'une expectoration abondante de flegmes seulement, et d'une douleur au creux de l'estomac
et sur le côté gauche de la poitrine. C'est dans
cet état que je vis mademoiselle V. pour la
première fois, le premier octobre 1817. La
gêne de la respiration était très-forte par mo-
mens, ainsi que les palpitations; le pouls serré,
concentré, irrégulier et assez fréquent. La percussion fournissait un son mat à la partie inférieure gauche de la poitrine , et la malade ne
pouvait plus rester couchée qu'en ayant la tête
bien relevée : d'ailleurs point d'enflure aux extrémités. Elle éprouvait encore un mal de tête fréquent, paraissant tenir à l'état nerveux général
qui dominait chez cette malade , et pour lequel

je commençai par lui prescrire, outre des bains de jambes, une potion calmante et antispasmodique , dans laquelle entraient la valériane en poudre et la teinture de castor. Les deux premières doses de cette potion calmèrent beaucoup la douleur de tête ; et un vésicatoire, appliqué sur le côté gauche, enleva celle qui s'était fixée sur ce côté et sur l'estomac. Mlle. V. se trouva soulagée par l'usage de la même potion continuée pendant quelques jours ; mais l'oppression et les palpitations persistèrent avec la même intensité , malgré des pilules composées de valériane , de camphre et de succin. Alors j'en fis préparer d'autres avec la poudre de feuilles de digitale, du camphre et l'extrait de jusquiame , par tiers de grain de ce dernier, en continuant la même potion, comme auxiliaire contre l'état nerveux toujours imminent. Les premières pilules augmentèrent beaucoup la quantité des urines , et diminuèrent sensiblement les palpitations et l'oppression. La malade, qui n'était venue à la ville que pour consulter, et y faire les premiers remèdes , se trouvant beaucoup mieux, s'en retourna chez elle, à six lieues de là, emportant des pilules, avec des conseils pour le régime , et quelques autres moyens à employer, selon les circonstances. Le voyage qu'elle fit, partie en voiture, et partie à pied, la fatigua, et renouvela les accidens qui se dissipèrent par le repos et l'usage de la digitale. Elle m'écrivit pour m'instruire de ces détails, et me prier de lui faire préparer les mêmes pilules dont elle se trouvait très-bien. Elle se rétablit parfaitement au bout de peu de temps, et reprit ses fonctions qu'elle avait été obligée de cesser.

XXIVᵉ. OBSERVATION.

Palpitations par un véritable anévrisme du cœur, avec hydropisie du péricarde, selon toutes les apparences; soulagement remarquable produit par la digitale, et mort hâtée par des imprudences.

Le sieur Barral, de Biviers, âgé de vingt-six ans, avait été sujet à des hémorragies nasales fréquentes, qu'il avait cessé d'éprouver depuis six ans environ. Dès lors il commença à ressentir de l'oppression, avec des palpitations, et à rendre des crachats rouillés par intervalles. Depuis un an, les palpitations étaient plus fréquentes, plus fortes, et l'oppression plus considérable, surtout à la montée.

Au 1ᵉʳ. mars 1816, lorsque je vis le malade pour la première fois, les accidens avaient pris encore plus d'intensité depuis huit jours. Il sur-

vint des regorgemens de sang copieux et fréquens. Je le trouvai avec le visage presque entièrement livide et enflé, ainsi que le cou;
éprouvant une gêne extrême de la respiration,
et ne pouvant rester sur son lit. Pouls à peu près
nul, palpitations extrêmement fortes, continuelles et tumultueuses, suivies d'une sorte de
frémissement, avec un son très-mat sur la
région du cœur, et une très-grande faiblesse,
qui m'empêcha de pratiquer de suite une saignée, d'autant plus que les regorgemens de
sang considérables pouvaient en tenir lieu. Les
jambes et une partie des cuisses étaient très-
froides. Je me bornai à prescrire d'abord des
bains de jambes très-chauds, et chargés en
moutarde, avec un large vésicatoire à la cuisse
gauche. La vive impression de l'eau sinapisée
sur les extrémités inférieures diminua la force
des accidens; le malade respira un peu plus
facilement, et les pulsations du pouls se firent
mieux sentir.

Dans une situation aussi critique, qui ne permettait aucun espoir de guérison, je me déterminai à employer la digitale, et j'envoyai chercher
de suite des pilules, composées de deux grains de
cette plante et d'un grain de camphre. Lorsque
ce jeune homme en eut pris deux, il commença
à se trouver mieux; il eut encore un regorge-

ment de sang assez considérable. Continuation des pilules, augmentées d'une chaque jour. Le 4, je le trouvai mieux encore ; le pouls était assez bon et régulier, les palpitations moins fortes, moins fréquentes, mais toujours avec le même frémissement, et se prolongeant comme en ondulations. La face était devenue naturelle et les lèvres vermeilles. L'émission des urines était fréquente et considérable ; le malade en avait rendu presque un plein vase en une seule fois. Les jambes étaient enflammées et presque entièrement ulcérées par l'effet des bains à la moutarde. Barral continua à se trouver mieux, et je ne le revis que le 13. Les palpitations, toujours moins fortes et moins fréquentes, étaient encore à quatre-vingt-huit environ par minute, avec la même sensation d'ondulation et de frémissement sous la main. Ce frémissement se prolongeait sous le sein droit, comme les vibrations d'une corde tendue. Depuis quelques jours, le malade pouvait rester la nuit dans son lit, sans avoir la tête aussi relevée, et il faisait quelques pas sans être plus fatigué ; les crachats étaient encore un peu sanguinolens.

Ce malheureux jeune homme, se fiant au mieux être qu'il éprouvait, ne voulut plus prendre de pilules, et ne suivit pas les conseils que je lui donnai de se maintenir dans le plus grand calme de corps et d'esprit. J'avais fait sentir à sa famille toute l'importance de ces conseils , en la prévenant du dénouement funeste que cette maladie aurait, plus tôt ou plus tard , selon l'exactitude que l'on mettrait à exécuter le traitement. Il voulut se promener dans le jardin : à la seconde fois , il lui survint des regorgemens de sang , dans l'un desquels il mourut. J'avais prié une voisine de me faire prévenir de suite , en cas de mort, afin de procéder à l'ouverture du corps ; mais elle n'en fit rien , et je ne fus instruit de cette mort que quelques jours après.

D'après les bons effets que la digitale avait produits dans ce cas désespéré , il est bien à regretter que la cessation de ce remède, et les imprudences que commit le malade , n'aient pas permis de savoir jusqu'à quel point il aurait porté le soulagement et prolongé l'existence.

Je pourrais citer plusieurs autres cas, où la digitale m'a réussi, plus ou moins, contre des palpitations compliquées d'affections graves qu'il n'était pas donné à ce remède de pouvoir dissiper. Les observations précédentes suffiront pour montrer tout ce que l'on peut en espérer, dans un grand nombre de ces maladies qui paraissent même être au-dessus des ressources de la médecine, et qui ont résisté aux autres remèdes connus.

Souvent les palpitations sont dues à un état spasmodique habituel, fixé sur les plexus nerveux qui tiennent le cœur sous leur dépendance, et causé par des affections morales continuelles et une grande susceptibilité nerveuse. J'ai vu bien des cas semblables, où la digitale a dissipé, ou diminué très - sensiblement ces palpitations. Mais, les mêmes causes ayant toujours lieu, ou se renouvelant trop fréquemment, les accidens se renouvellent aussi, et l'on ne peut plus les combattre avec un succès complet. Ce sont de ces cas où la prudence du médecin ne doit pas jouer avec le mal, par des doses trop considérables d'un remède qui exige de la réserve dans son emploi : il vaut mieux le suspendre, que le continuer inutilement, et avec des chances d'inconvéniens.

XXVe. Observation.

La dame F...., demeurant rue Sainte-Marguerite, à Paris, était, depuis plusieurs années, atteinte de symptômes de phthisie, qui, depuis trois ans, l'avaient fait condamner par plusieurs médecins à une mort prochaine. Appelé pour lui donner des soins, dans l'automne de 1820, je lui trouvai des signes assez prononcés d'une phthisie trachéale, avec une fièvre habituelle, des douleurs à peu près constantes dans la poitrine, et une très-grande susceptibilité nerveuse, qui entretenait ces symptômes, soumis d'ailleurs à une affection catarrhale opiniâtre. La malade se plaignait aussi de palpitations du cœur, vives et très-fréquentes. Sa position peu heureuse, et sa grande susceptibilité morale la tenaient dans un état d'irritation continuelle. Je ne m'occupai d'abord qu'à combattre l'affection phthisique qui semblait faire des progrès rapides. Je parvins bientôt à calmer, et ensuite à dissiper les principaux symptômes de cette maladie, qui se renouvelèrent plusieurs fois dans le courant de 1821, et parurent toujours réduits à peu de chose.

La malade était assez bien, et se croyait guérie de son affection de poitrine, dont elle conservait néanmoins le germe, toujours entretenu par ses affections morales et sa grande irritabilité. Dans l'automne de 1821, elle se plaignit plus particulièrement de ses palpitations, qui étaient en effet plus fréquentes, plus fortes, et qui lui causaient une gêne extrême de la respiration, une grande anxiété, surtout lorsqu'elle montait son escalier, et après avoir mangé. Je lui prescrivis des pilules d'un grain de digitale seulement. Dès le second jour, les palpitations diminuèrent, et le quatrième, la dame F. étant alors à cinq pilules par jour, elles cessè-

rent à peu près entièrement. Mais, peu de jours
après, de nouvelles secousses morales les rappe-
lèrent, et les entretinrent par une continuité de
trouble que la malade ne pouvait pas maîtriser.
Alors la digitale ne produisant plus que très-peu
d'effet, je cessai de la donner, en ajournant cette
dame à une époque plus favorable pour en reprendre l'usage.

Il ne serait donc pas raisonnable, dans beaucoup de circonstances, d'accuser la digitale de
ne produire que des succès incomplets, ou de
n'en produire aucun, lorsque ce défaut ou cette
insuffisance d'action dépendent entièrement du
défaut de raison, ou d'une autre disposition morale des malades, trop difficile à surmonter.

D'un autre côté, à part des circonstances particulières, telles que celles que je viens de citer, ou d'autres qui ont pu rendre son effet nul,
lorsqu'elle était d'ailleurs bien indiquée, je suis
convaincu que la digitale n'a souvent produit
aucun résultat avantageux, que parce que l'on
a administré d'autres espèces de cette plante,
au lieu de la digitale *pourprée* qui est la seule
sur laquelle on puisse bien compter, quoique
plusieurs auteurs attribuent la même propriété
aux autres variétés, à la jaune surtout. Ces méprises, comme beaucoup d'autres de ce genre,
à l'égard de plusieurs substances médicamen-

teuses, sont arrivées souvent, et peuvent avoir lieu tous les jours. C'est pourquoi les médecins ne pourront mettre trop d'attention à s'assurer que la digitale qu'ils emploieront, sera véritablement la *pourprée*, recueillie dès que les fleurs commencent à paraître, et séchée avec beaucoup de soin. Je suis porté à croire, comme d'autres médecins, que de toutes les préparations de cette plante, la plus sûre est la simple poudre des feuilles, à laquelle je m'en suis tenu généralement. Celle-ci n'est d'ailleurs point sujette aux altérations que peuvent faire subir à la plante les mélanges divers, les digestions alcoholiques ou autres, et la chance, attachée à ces préparations, de vieillir dans les pharmacies.

La teinture de digitale, que l'on donne également à l'intérieur avec succès, est aussi employée en frictions dans les hydropisies, quelquefois avec avantage, et souvent inutilement.

Lorsque la digitale en poudre, prise intérieurement, n'aura produit aucun effet, je ne crois pas qu'on puisse en obtenir de son emploi à l'extérieur.

Je terminerai par une observation sur les méprises graves que l'on peut commettre relativement aux palpitations.

XXVIe. Observation.

*Palpitations du cœur par simple état nerveux ,
prises et traitées pour un véritable anévrisme.*

Madame C...., demeurant alors rue Neuve-Saint-Denis , à Paris , âgée de soixante ans ,
et d'une constitution extrêmement nerveuse et
irritable, éprouvait depuis long-temps des peines
morales qui ne firent qu'augmenter cette sus-ceptibilité nerveuse. Dans le commencement de
1819 , elle se trouva dans un état de malaise ,
de faiblesse, d'inquiétude générale et d'agitation
pour la moindre chose. Elle ressentit aussi des
palpitations dans la région du cœur, s'étendant
vers l'estomac, ou, pour mieux dire, vers le
centre épigastrique , avec une sensation de gêne
et de resserrement douloureux sur cette partie.
Inquiète sur sa situation , madame C. con-sulta un homme de l'art , d'une réputation éten-due et méritée, qui, ne jugeant que d'après les
palpitations , prononça que la malade était at-teinte d'un anévrisme du cœur. Il prévint la fa-mille qu'elle pouvait mourir d'un moment à
l'autre , par la rupture de cet anévrisme; et
en conséquence , il prescrivit un traitement
très-rafraîchissant , soit intérieurement , soit par
des applications de linges trempés d'eau , pour

ainsi dire à la glace, sur la région du cœur, avec une diète sévère, et la recommandation expresse de ne pas sortir de son lit, et de n'y faire que le moins de mouvemens possibles. La malade était, depuis près de trois mois, sous le poids de cette condamnation à une existence aussi triste, jusqu'à son funeste dénouement supposé, lorsque je fus engagé à la voir. Avant de pénétrer jusqu'à elle, on me prévint que ce jour-là même, ou la veille, le sinistre oracle avait encore été renouvelé : de sorte, me dit-on, que d'un jour à l'autre, à chaque instant, nous craignons de la perdre. Cependant le seul aspect du visage, qui n'offrait aucun signe d'anévrisme, mais seulement l'impression d'une tristesse et d'une inquiétude profondes, commença à me donner une idée moins défavorable de cette maladie, pour laquelle néanmoins on se disposait à en venir aux saignées du bras, afin d'employer dans toute sa rigueur la méthode de Valsalva. Le pouls était petit et concentré par l'effet de la diète et de la faiblesse, mais assez régulier ; la respiration était naturelle, mais fréquemment entrecoupée par l'état de resserrement ou de spasme intérieur. La main, appliquée sur le cœur, sentait des pulsations très-inégales et souvent assez fortes. En appuyant sur la région de l'estomac, la malade y éprouvait une sensation douloureuse, qu'elle ressentait même fréquemment sans cette pression.

Quoique le pronostic funeste, déjà porté plusieurs fois, et tout récemment renouvelé par un homme d'un vrai mérite, m'en eût d'abord imposé, je restai néanmoins convaincu que cette dame n'était pas atteinte d'un anévrisme, mais seulement d'un état de spasme concentré sur la région épigastrique, d'où il se propageait au cœur, plutôt que d'appartenir à ce seul organe.

La famille, impatiente d'être rassurée, ne commença cependant à concevoir de l'espoir que lorsque, sur mon invitation, la malade, sortie de son lit, eût fait quelques tours dans sa chambre, sans éprouver d'autre fatigue que quelques pulsations du cœur un peu plus fréquentes, qu'elle attribua, à ce qu'elle nous dit, à un sentiment d'appréhension plutôt que de souffrance.

Mon opinion était trop contraire à celle qui avait été émise obstinément; celle-ci, le lendemain, fut encore renouvelée avec un ton d'autorité trop absolu, sur les observations faites d'après l'avis que j'avais manifesté, pour qu'une consultation que l'on me proposa, ne dût me paraître au moins comme très-inutile pour la science et pour la malade. Je ne pus me dispenser de faire connaître mon sentiment sur le traitement employé, qui tendait nécessairement à

faire prendre une mauvaise tournure à l'état
de madame C., en entretenant et concentrant
de plus en plus l'état spasmodique, par l'accroissement de la faiblesse de tout le système,
et par l'effet d'un pressentiment funeste qui, en
planant autour de la malade, ne pouvait que se
communiquer à elle. Je conseillai des boissons
calmantes, diaphorétiques, qui produisirent d'a-
bord une transpiration douce et soutenue. Ensuite, ne trouvant pas encore une véritable in-
dication à l'emploi de la digitale, je prescrivis
des pilules antispasmodiques de camphre, de
castoreum et de valériane, lesquelles, avec quelques bains et une nourriture suffisante, mirent
en peu de jours la malade en état de quitter le
lit. Bientôt elle commença à se promener d'a-
bord en voiture, puis à pied; elle put faire de
longues courses sans se ressentir de son infirmité,
et n'ayant éprouvé jusqu'à présent que des indispositions légères et momentanées par l'effet
de sa grande susceptibilité nerveuse.

L'on voit combien il est facile de se méprendre
sur la nature des affections du cœur, et de commettre des erreurs graves relativement au traitement qui leur convient, puisqu'une méprise
de ce genre est faite, pendant plusieurs mois de
suite, par un homme dont le nom est honora-
blement inscrit dans les annales de la science :

elle n'a pu, sans doute, avoir lieu que par inattention : *quandoque bonus dormitat Homerus.* Les Homères en médecine se trompent aussi quelquefois : mais quel est le médecin, quel est l'homme qui peut se vanter de ne s'être jamais trompé? Les savans les plus illustres n'ont pas été exempts de ce tribut envers la faible nature humaine; et par l'aveu de leurs erreurs, ils ne sont devenus que plus recommandables en rendant cet hommage à la science et à la vérité. Les médecins surtout se doivent une indulgence réciproque :

Scimus, et hanc veniam petimusque, damusque vicissim.

HORAT.

CONCLUSION.

Il résulte des observations que j'ai données, que la digitale pourprée est un remède éminemment avantageux contre l'hydropisie de poitrine et les palpitations graves et opiniâtres du cœur; qu'en général elle guérit complètement ces deux maladies, lorsqu'elles ne sont pas compliquées d'une lésion organique incurable; que, même dans ce dernier cas, elle offre encore la précieuse ressource de semer, sur les pénibles et derniers pas de la vie, les illusions de l'espérance, par un soulagement réel, et de prolonger l'existence, dont chaque jour de plus est un nouveau bienfait à l'égard de ceux qui, pour eux-mêmes, n'ont pas abjuré les principes de la saine morale, et pour les autres, les sentimens qui naissent des liens du sang et de l'amitié.

FIN.

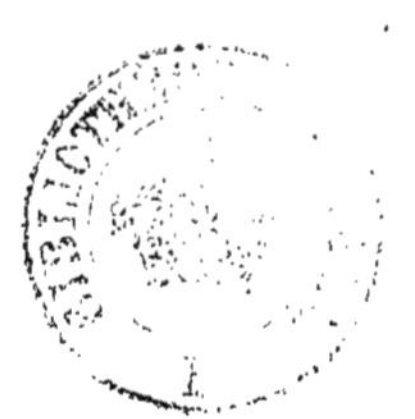

9 782019 667443